新型冠状病毒肺炎
医院感染防控常态化管理问答

主　审　钟南山　段宇飞

主　编　刘冠贤　叶　丹

副主编　徐凤琴　陆　坚　谭琳玲

人民卫生出版社
·北京·

图书在版编目（CIP）数据

新型冠状病毒肺炎医院感染防控常态化管理问答 /
刘冠贤，叶丹主编 . —北京：人民卫生出版社，
2020.12（2021.8 重印）
ISBN 978-7-117-30921-9

Ⅰ.①新… Ⅱ.①刘…②叶… Ⅲ.①日冕形病毒 —
病毒病 — 肺炎 — 预防（卫生）— 问题解答 Ⅳ.
①R563.101-44

中国版本图书馆 CIP 数据核字（2020）第 256206 号

人卫智网	www.ipmph.com	医学教育、学术、考试、健康，
		购书智慧智能综合服务平台
人卫官网	www.pmph.com	人卫官方资讯发布平台

新型冠状病毒肺炎
医院感染防控常态化管理问答
Xinxing Guanzhuang Bingdu Feiyan
Yiyuan Ganran Fangkong Changtaihua Guanli Wenda

主　编：刘冠贤　叶　丹
出版发行：人民卫生出版社（中继线 010-59780011）
地　　址：北京市朝阳区潘家园南里 19 号
邮　　编：100021
E - mail：pmph @ pmph.com
购书热线：010-59787592　010-59787584　010-65264830
印　　刷：北京铭成印刷有限公司
经　　销：新华书店
开　　本：787×1092　1/32　印张：4
字　　数：86 千字
版　　次：2020 年 12 月第 1 版
印　　次：2021 年 8 月第 4 次印刷
标准书号：ISBN 978-7-117-30921-9
定　　价：50.00 元

编 者（以姓氏笔画为序）

王　佳　中山大学孙逸仙纪念医院

邓锦飞　广州医科大学附属第一医院

叶　丹　广州医科大学附属第一医院

冯玉珊　阳江市人民医院

刘庆玲　广州医科大学附属第一医院

刘洁玲　香港大学深圳医院

刘冠贤　广东省卫生健康委员会

孙　婧　中山大学孙逸仙纪念医院

李沃田　东莞市人民医院

李欣影　惠州市第一人民医院

李俐辉　广东省卫生健康委员会

李常安　广州医科大学附属第一医院

吴康琼　广州医科大学附属第一医院

吴翠霞　广州市南沙区鱼窝头医院

张友平　广东省人民医院

张发滨　广东省卫生健康委员会

陆　坚　深圳大学总医院

陈星宇　广东省卫生健康委员会

编　者

周谋清　东莞东华医院

赵丹洋　广州市妇女儿童医疗中心

钟南山　广州医科大学附属第一医院

段宇飞　广东省卫生健康委员会

莫元春　东莞市人民医院

夏　巍　广东省卫生健康委员会

徐凤琴　中山大学孙逸仙纪念医院

温焕连　广州医科大学附属第一医院

谢意兰　广东省卫生健康委员会

谭琳玲　广东省卫生健康委员会

序 一

二〇二〇,岁在庚子。一场突如其来的新型冠状病毒肺炎(简称新冠肺炎)疫情席卷全球,给每个人的工作、学习和生活带来长远而深刻的影响。全国广大医务工作者义无反顾,冲锋在前,连续奋战,坚韧奉献,为抗疫取得重大战略成果付出了艰辛的努力,作出了应有的贡献。

如果说前线医务人员是球场上的前锋,身披战衣铠甲抗击疫情,那么医院感染防控团队就是后防,为医疗机构的正常运转提供防控保障、为医务人员筑起一道固若金汤的防火墙,被誉为"逆行者的保护神"。正是源于有坚强有力的感染防控团队的保驾护航,广东省在抗击新冠肺炎疫情、特别是在完成新冠肺炎患者救治任务的同时,还创造了医务人员"零感染"的好成绩。

当前国内疫情防控已进入常态化阶段,《新型冠状病毒肺炎医院感染防控常态化管理问答》一书应运而生。本书由国家呼吸系统疾病临床医学研究中心、广东省卫生健康委员会、广东省医学会、广州医科大学附属第一医院、中山大学孙逸仙纪念医院、深圳大学总医院等单位抗疫一线的专家学者联袂撰写。本书以问答的形式呈现,深入浅出,解疑释惑,既是感染防控工作者的教科书,部分内容也可作为普通群众的科普读物。本书总结的具有科学性、实用性、创新性的广东省抗疫感染防控管理及实战经验,必将为全国乃至全球疫情防控常态化背景下的医院感染管理提供重要经验。

以习近平同志为核心的党中央高度重视医院感染防控工作,把感染防控工作放在了前所未有的高度,并要求抓好抓实。总书记强调要切实加强防止医院感染工作,要有针对性强化医疗机构感染防控措施,切实防范院内感染。相信在党和政府的坚强领导下,各级卫生健康行政部门和医疗机构不断增强感染防控管理力度,包括感染防控工作者在内的广大医务人员,慎终如始、毫不松懈,继续抓紧、抓实、抓细疫情常态化防控工作,上下一心,众志成城,我们必将取得抗击新冠肺炎疫情的伟大胜利!

中国工程院院士

国家呼吸系统疾病临床医学研究中心主任

2020 年 9 月 4 日

序 二

　　今年9月，我与钟南山院士等先进典型模范人物在北京一同参加了全国抗击新冠肺炎疫情表彰大会，亲耳聆听习近平总书记的重要讲话，并代表广东省90多万医务人员领取了"全国先进基层党组织"的奖状，心情特别激动、特别振奋、特别自豪。这是党中央、国务院对广东省广大医务人员的充分肯定，也是全省医务人员舍生忘死、辛苦付出而得到的荣誉。回顾自年初以来，200多天抗疫的艰辛历程和许多感人肺腑的记忆还都历历在目，让人忍不住热泪盈眶，心潮澎湃。

　　如果说新冠肺炎疫情防控是一场惊心动魄的战役，那么院感防控一定是其中不可或缺的一个重要环节。"广东医生"这个英雄的群体，从2003年抗击严重急性呼吸综合征（SARS）至今，近十几年来先后经历人感染高致病性禽流感、基孔肯亚出血热、中东呼吸综合征等多种突发、新发传染病疫情。在每次疫情防控的战斗中，广大医务人员不惧牺牲、冲锋在前，但同时也直接面临着职业暴露的感染风险。广东省还是全国人口和流动人口第一大省，在本次疫情中累计报告新冠肺炎确诊病例数居全国第2位，且国际口岸多、毗邻中国香港和中国澳门，面临境外和国内重点地区流入人数众多的双重压力，医院感染防控形势复杂、难度很大。

让人欣慰的是,在国家卫生健康委和广东省委省政府的坚强领导下,我省认真贯彻落实党中央决策部署,全省医院感染防控专家和所有医务工作者按最严格标准、最细致措施、最刚性要求的原则,以"指南指引""感控课堂""核酸检测""感控督导员""互联网＋医疗"五大抓手,狠抓医院感染防控工作,取得了全省 90 多万医务人员院内"零感染"的显著成绩,切实保障了患者和医务人员的安全。2020 年 2 月世界卫生组织联合专家考察组在考察我省时,对广东省各项防控措施和效果高度赞赏。我省医院感染防控工作经验在全国疫情防控相关会议上做分享,并被国务院联防联控机制(医疗救治组)发文在全国推广。我省医院感染防控专家还先后赴塞尔维亚共和国、马来西亚等国家,我国辽宁省、新疆维吾尔自治区等地指导支援感染防控工作,"广东经验"在当地发挥作用,深受好评。中央电视台、新华社、健康报等多家媒体对我省医院感染防控经验进行了宣传报道。

这些成绩的取得,得益于省委省政府的高度重视和有力指挥,省领导多次通过召开专题会议、工作例会和批示等形式,对我省院感防控工作提出具体指示和要求,数次召开全省视频会议强调部署院感防控工作。

这些成绩的取得,得益于全省院感防控工作人员的科学防控和无私奉献,各医疗机构和所有医务人员的辛勤付出和认真坚守。在此,我尤其想感谢全省所有院感防控人员,是你们出色地完成了任务,是你们的辛勤工作、科学防控、默默奉献,为全省医务人员撑起了一把"保护伞"。谢谢你们!

这些成绩的取得,还得益于我省院感防控高效的组织体系和务实的工作作风。我们有完善的医院感染防控领导小组、工作组、专家组、医院感染管理质控中心,并在此次抗疫过程中建立了省级、市级专家分片联系制度,形成"医政""疾控""卫监"联动的管理体系。所有的指引、文件、培训、监督检查都是以问题为导向,紧扣临床"最需要、最热点"的问题,给予最及时的指导,并形成闭环,务实高效。

这些都是我们在此次新冠肺炎疫情院感防控保卫战中积累的重要经验。当前,疫情防控转入常态化,疫情仍在全球蔓延,国内零星散发病例和局部暴发疫情的风险仍然存在,夺取抗疫斗争全面胜利还需要付出持续努力。我们要慎终如始、再接再厉,坚决杜绝麻痹思想、厌战情绪、侥幸心理、松劲心态,抓紧抓细抓实常态化院感防控,决不能让来之不易的疫情防控成果前功尽弃。

纵观人类社会发展的历史,人类与病毒的斗争从未停止。我省院感防控专家组将前期在新冠肺炎院感防控工作中行之有效的指南指引、经验做法集结成册,这既是对前段时间工作的阶段性总结,也是对今后常态化院感防控工作的具体指导,我们更希望对未来可能出现的新的传染病的院感防控工作提供一些借鉴。本书以问答的形式,对新冠肺炎院感防控常态化管理的各个方面进行了全面的阐述,既包括新冠病毒病原学概述、新冠病毒感染者的识别诊断,又包括重点科室的常态化管理;既包括新冠病毒确诊或疑似感染者的临床处置，又包括医疗废物管理、清洁消毒；既包括医务人员在院内的个人防护，还包括医务人员在生活和家庭中的健康管理，所有内容紧扣临床"最需要、最热点、最容易忽略"的问题，给予专业详尽的指导，不管是院感防控的专职人员，还是普通医务人员，都很值得一读，对于常态化疫情防控形势下切实做好院感防控工作、守住院感防控底线、最大限度防止院内感染发生有着积极的意义。

最后，希望我们大家能坚持底线思维、增强忧患意识，始终绷紧医院感染防控这根弦，牢牢守住医院感染防控底线。不断增强医院感染防控意识，大力加强医院感染防控学科建设和人才队伍建设，推动我省医院感染防控事业不断迈上新的台阶。

广东省卫生健康委员会

2020 年 9 月 9 日

前　言

　　新型冠状病毒肺炎疫情在全球范围的暴发及迅速传播，再次向我们敲响了警钟。华夏大地举国上下，勠力同心，打响了疫情防控的人民战争、总体战、阻击战。医院感染控制工作者作为"最美逆行者"队列中的一个方阵，所付出的努力和作出的贡献得到了党、政府和人民群众的高度赞誉和充分肯定。

　　面对新冠疫情感染控制工作的严峻挑战，在广东省卫生健康行政部门的领导和组织下，我省医疗机构感染预防与控制专家组以及各大医院的感控专家，多措并举、综合施策，完善工作指引，强化现场督导，开展全员培训，并根据疫情进展情况动态调整各项防控措施，全面强化省内医疗机构感染防控工作。经过不懈努力，全省取得了医务人员院内零感染的显著成绩。

　　有感于医务人员及感控工作者在常态化抗疫中，对感染控制的一些理论及实操性问题仍存在较多的疑惑，由我们牵头，联合徐凤琴、陆坚和谭琳玲等广东省卫生健康部门、专业学术团体、各大医疗机构的相关专家学者共同撰写出《新型冠状病毒肺炎医院感染防控常态化管理问答》一书。出版此书的初心，既是为了确保疫情防控常态化工作的持续开展，也是作为我省抗疫感控工作的阶段战略总结。

　　本书既可作为医疗机构医务人员特别是感控工作者的工具书,部分内容也可作为社会公众的科普读本。全书分十章,以问答的形式呈现,共计 145 条,内容包括:病原学概述,新冠病毒感染者的早期识别与诊断,确诊或疑似新冠病毒感染者的临床处置,普通门(急)诊、发热门诊的常态化管理,普通病房(区)的常态化管理,高风险相关科室的常态化管理,个人防护,清洁消毒,医疗废物的管理,医务人员健康管理相关事宜等。期望本书的出版,有助于医务工作者以及社会公众对抗疫感控知识的了解,提振全民防控的士气和信心,为疫情防控战的全面胜利贡献微薄之力。

　　借此书付梓之际,对全体编者的艰辛努力与无私奉献深表谢忱!感谢钟南山院士对书稿总审并欣然作序!

　　由于全书包含内容广泛且编撰时间较急,难免存在不足之处,恳请各位同行和广大读者批评指正!

刘冠贤　　　　　　　　　　叶州

广东省卫生健康委员会　　广州医科大学附属第一医院

2020 年 9 月 16 日

目 录

第一章　病原学概述

▶ 1. 什么是冠状病毒？什么是新型冠状病毒？

冠状病毒（coronaviridae，CoV）是在自然界广泛存在的一个大型病毒家族，是许多野生动物、家畜、宠物等包括人类疾病的重要病原，具有呼吸道、胃肠道和神经系统的嗜性，因其在电子显微镜下可见如日冕般外围的冠状而得名。冠状病毒分为 α、β、γ、δ 等 4 个属，其中可以感染人的冠状病毒（HCoV）有 7 种，包括：α 属冠状病毒中的 HCoV-229E 和 HCoV-NL63，β 属冠状病毒中的 HCoV-HKU1、HCoV-OC43、SARS-CoV（引发重症急性呼吸综合征）和 MERS-CoV（引发中东呼吸综合征），以及引发本次新型冠状病毒肺炎疫情的新型冠状病毒（2019-nCoV）。

新型冠状病毒是指既往从未在人体内发现的冠状病毒新毒株，世界卫生组织（WHO）于 2020 年 1 月 12 日将导致本次新型冠状病毒肺炎疫情的新型冠状病毒命名为新型冠状病毒（2019-nCoV），简称新冠病毒。

▶ 2. 冠状病毒感染的临床表现如何？预后如何？

常见的人冠状病毒（包括 229E、NL63、OC43 和 HKU1型），通常会引起轻度或中度的上呼吸道疾病如感冒，在普通感冒病因中占第二位，仅次于鼻病毒。症状主要包括流鼻涕、头痛、咳嗽、咽喉痛、发热等，有时会引起肺炎或支气管炎等下呼吸道疾病，心肺疾病患者、免疫力低下人群、婴儿和老年人中较为常见。

MERS-CoV、SARS-CoV 和 2019-nCoV 常引起较为严重症状。MERS 症状可表现为无症状或轻度呼吸道症状，也可发展为严重的急性呼吸道症状甚至死亡。其典型临床症状为发热、咳嗽和气短，甚至发展为肺炎，病死率为 34.4%（866/2 519）。SARS 症状通常较为严重，包括发热、畏寒和身体疼痛，甚至发展为肺炎，病死率为 10.88%（916/8 422）。

新型冠状病毒肺炎症状以发热、干咳、乏力为主要表现，少数患者伴有鼻塞、流涕、咽痛、肌痛和腹泻等症状，重症患者多在发病一周后出现呼吸困难和 / 或低氧血症，严重者可快速进展为急性呼吸窘迫综合征、脓毒症休克、难以纠正的代谢性酸中毒和凝血功能障碍及多器官功能衰竭等。从目前收治的病例情况看，新型冠状病毒肺炎多数患者预后良好，儿童病例症状相对较轻，少数患者病情危重，老年人和有慢性基础疾病者预后较差。

▶ 3. 新型冠状病毒主要的传播途径有哪些？

目前可以确定的新型冠状病毒主要传播途径为飞沫传

播(如吸入患者说话、咳嗽、喷嚏产生的飞沫导致感染)和密切接触传播(如密切接触者发生的感染)。间接接触病毒污染的物品也可造成感染(如手接触病毒污染的物表后未执行手卫生,再接触口腔、鼻腔黏膜或眼结膜导致感染)。在相对封闭的环境中、长时间暴露于高浓度携带病毒气溶胶的情况下,存在经空气或气溶胶传播感染的风险。此外,在粪便及尿中可分离到新型冠状病毒,还应注意粪便及尿液对环境污染造成气溶胶或粪 - 口途径传播的可能。

▶ 4. 新型冠状病毒会不会通过粪 - 口途径传播?

新型冠状病毒(2019-nCoV)具有一定胃肠道嗜性,可以感染胃肠道黏膜细胞。因此,在某些情况下该病毒可存于感染者的粪便中,存在粪 - 口途径传播的可能,但并非本次新冠肺炎疫情的主要传播方式。在新型冠状病毒肺炎疫情期间积极开展全民健康教育,保持良好卫生习惯,做到勤洗手、常通风、咳嗽或打喷嚏时用手肘掩住口鼻,做好环境清洁消毒和食品卫生管理,可有效降低 2019-nCoV 其他途径传播的潜在风险。

▶ 5. 泪液会传播新型冠状病毒吗?

研究分析显示通过眼泪传播新型冠状病毒的风险很低。因为绝大多数新型冠状病毒感染者的泪液中检测不到病毒核酸,也没有培养分离出活病毒株。但人类眼结膜上存在新型冠状病毒的感染入侵受体,如果病毒污染的手接触或者患者飞沫喷溅到眼部,可导致暴露者感染致病。

▶ 6. 与新冠病毒感染者擦肩而过会感染吗？

环境通风良好、佩戴口罩、没有近距离与感染者交流对话或者触碰接触的情况下不会发生感染传播。目前认为呼吸道飞沫和密切接触仍然是主要的传播方式，但在相对封闭的环境中如航空器、未开窗的陆路公共交通工具中，长时间暴露于高浓度感染性气溶胶的情况下，即使未与感染者近距离接触，也存在经气溶胶空气传播的风险。此外，由于在患者粪便及尿液中可分离到新型冠状病毒，应注意粪便及尿液对环境污染造成感染性气溶胶或接触传播的风险。

▶ 7. 新型冠状病毒在一般物体表面能存活多久？

目前仍不能准确了解新型冠状病毒（2019-nCoV）在无生命物体表面能存活多久，推测与其他冠状病毒类似，可存活数小时或数天。在不同条件下，如不同材料物体表面、不同环境温度或湿度，存活时间可能会有所不同。有研究显示，2019-nCoV 能够在口罩表面存活 7 天，提示应正确佩戴和摘除口罩、佩戴口罩时避免触碰口罩外表、规范口罩使用后的废弃处理；此外，该研究结果还提示 2019-nCoV 可以在铜表面存活 4 小时、在纸板上存活 24 小时、在塑料表面存活 3 天。因此，在疫情防控工作中应高度关注高频接触物表在病毒传播链中的作用，如果认为某一物表可能受到污染，就应严格执行各项接触隔离和清洁消毒措施。

▶ **8. 有效灭活新型冠状病毒的消毒方式有哪些?**

紫外线照射、加热(56℃、30 分钟)等物理消毒方式,以及乙醚、75% 乙醇、氯仿、含氯消毒剂、过氧乙酸等脂溶剂和化学消毒剂均可以有效灭活新型冠状病毒。

▶ **9. 新型冠状病毒为何会对含乙醇消毒剂敏感?**

新型冠状病毒属于有包膜 RNA 病毒,在病毒衣壳外包裹了一层脂质囊膜,这层包膜主要来源于宿主细胞膜(磷脂层和膜蛋白)和病毒自身表达的一些糖蛋白。病毒包膜的主要功能是介导病毒进入宿主细胞,并维护病毒体结构的完整性。由于病毒包膜的主要成分含有脂类,乙醇、乙醚等脂溶剂破坏该类包膜病毒脂质囊膜结构后,RNA 非常容易被降解,从而使病毒失活。

▶ **10. 为什么新型冠状病毒会出现在野生动物身体上?**

很多野生动物如蝙蝠就是百余种病毒的天然宿主,它们能携带埃博拉病毒、马尔堡病毒、SARS 冠状病毒、MERS 冠状病毒、亨德拉病毒、尼帕病毒等多种对人来说非常危险的致命病毒,但自身却不发病。目前已知人类 70% 以上的新发传染病病原体来源于野生动物。研究分析显示,新型冠状病毒(2019-nCoV)与蝙蝠携带的冠状病毒 96% 同源,核酸序列中还融入了穿山甲携带的冠状病毒 S 蛋白序列,是蝙蝠与穿山甲携带的冠状病毒的嵌合体,可能是自然界野生动物体内冠状病毒自然重组的结果,从而具备突破种属屏障感染人类的能力。由于人类缺乏对 2019-nCoV 的群体主动免疫能力,导致新冠肺炎(COVID-19)疫情全球暴发。

尊重自然、顺应自然、保护自然,全面禁止非法野生动物交易、革除滥食野生动物陋习,让"保护野生动物、谨防病毒跨物种传播"成为我们每个人的理念,这是我们应当吸取的教训。

▶ 11. 新型冠状病毒主要攻击人体哪些器官?

对新型冠状病毒感染患者的临床和组织病理学资料分析显示,肺脏和免疫系统是本次新冠病毒感染攻击的主要靶器官。其他人体脏器,如心脏、肝脏、胆囊、肾脏、脾脏也可出现不同程度的病理改变或功能障碍甚至衰竭,骨髓、血管、脑组织、肾上腺、食管、胃和肠管黏膜也可累及,因基础病不同而不同,多为继发性损害。

▶ 12. 新冠肺炎的病死率与什么因素相关?

现有的研究资料显示,新型冠状病毒肺炎患者绝大多数为轻症,病死率明显低于 SARS(严重急性呼吸综合征)的 10.88% 和 MERS(中东呼吸综合征)的 34.4%。

新冠肺炎主要死亡人群是机体免疫功能低下或有慢性基础疾病的患者,如老年人;有糖尿病、心脑血管疾病、慢性阻塞性肺病、肿瘤等患者;以及肥胖的患者。除了上述因素,患者能否得到及时救治以及收治医院的危重症救治能力也与病死率有关。

部分青壮年患者,身体状况很好,但发病以后病情进展迅速,出现呼吸困难伴全身多脏器功能障碍或衰竭,从而导致死亡。这种情况推测与新冠病毒感染诱发的全身炎症因子风暴有关,强烈的机体免疫反应在清除病毒感染的同时,也加剧了机体主要脏器的损伤。

▶ 13. 目前有针对新型冠状病毒的疫苗吗?

新型冠状病毒疫苗仍在研发过程中,目前已有志愿者接种了试验用疫苗,免疫接种效果和安全性仍在评估中。前期研究经验显示,冠状病毒疫苗研发极具挑战,SARS 和 MERS 冠状病毒疫苗研发至今仍未获得成功。即使研发成功,在人群广泛接种前还需要经过国家药监管理部门审核批准的临床试验评价,以验证其接种效果和安全性,可能是一个历时较长的过程。

第二章　新冠病毒感染者的早期识别与诊断

▶ **14. 医院防控新冠肺炎的主要措施有哪些?**

(1)思想上高度重视:充分认识医院感染防控面临的"外防输入,内防反弹"的严峻形势。

(2)把好四个关口:进入医院关口、门(急)诊关口、入院关口和病房关口。重点做好预检分诊工作,推广分时段预约诊疗,加强发热门诊管理、患者收入院管理和隔离病房(区)管理。

(3)加强三类人员管理:规范医务人员管理,强化工勤人员和院外人员管理。重点加强陪护、探视的管理,加强对医务人员的健康管理和监测。

(4)强化新冠病毒核酸检测:进一步提升核酸检测能力,扩大检测范围,按照"应检尽检、愿检尽检"的原则,开展新冠病毒核酸检测,及时发现院内感染的风险。

(5)严格落实标准预防,贯穿医疗全过程:重点加强诊疗环境的清洁消毒处置、落实分区管理要求、加强个人防护与手卫生。

(6)加强督导检查,及时排查风险并采取处置措施。

15. 什么是无症状感染者?

无症状感染者是指通过新冠病毒核酸检测证实为新冠病毒感染或携带但并没有发病、需要隔离观察的患者。目前对无症状感染者的主要诊断依据来源于新冠病毒核酸阳性检测结果,可能为下列三种情况之一:一是隐性感染,传染性较低;二是既往感染已自愈,传染性很低;还有一种是处于潜伏期,具有传染性。对我国新冠病毒高流行地区的研究显示,绝大多数无症状感染者属于前两类,即传染性很低。

16. 无症状感染者是否有远期并发症或后遗症?

从中国疾病预防控制中心目前的流行病学调查来看,无症状感染者所占比例非常低(约为1.2%),病情相对偏轻,携带的病毒数量比较少,传播的危害也比较小。虽然目前暂无法评估此类患者远期并发症或后遗症,但因为患者已产生IgG抗体,再次感染新冠病毒的可能性很小。

17. 无症状感染者有传染性吗?

研究显示绝大多数无症状感染者痰液或鼻咽拭子样本并未培养出新冠病毒,且其密切接触者的续发感染率低于1‰,而既往确诊病例的密切接触者中的续发感染率达到2%。这表明无症状感染者的传播风险比确诊病例低很多,处于低水平。即新冠病毒核酸检测阳性不一定存在呼吸道活病毒感染或携带状态。尽管如此,新冠病毒无症状感染者仍具有潜在传染风险,仍需要严格落实集中医学观察,避免无症状感染者成为传染源。

▶ 18. 无症状感染者如何处置?

无症状感染者一经发现,应专车专人隔离防护转送至新冠肺炎定点医院集中医学观察,最大限度地切断其可能的传播途径、避免无症状感染者成为潜在传染源。

集中医学观察期间,如出现相关临床症状、实验室和影像学特征,符合病例诊断标准者,转为确诊病例并给予相应治疗处理。

无症状感染者应当集中医学观察 14 天;集中医学观察满 14 天且连续两次标本核酸检测呈阴性者(采样时间至少间隔 24 小时)可解除集中医学观察;核酸检测仍为阳性且无临床症状者需继续集中医学观察。

对解除集中医学观察的无症状感染者,应当继续进行 14 天的医学观察、随访。解除集中医学观察后第 2 周和第 4 周要到定点医院随访复诊,及时了解其健康状况。

▶ 19. 如何能尽早识别无症状感染者?

无症状感染者可成为传染源,具有一定的传播风险,目前无症状感染者发现主要有四种途径:

(1)新冠肺炎病例的密切接触者医学观察期间的主动检测。

（2）聚集性疫情调查中开展的主动检测。

（3）新冠肺炎病例的传染源追踪过程中对暴露人群的主动检测。

（4）对部分有新冠肺炎病例持续传播地区的旅行史和居住史人员的主动检测。

以上病例大多有明确的流行病学史，所以严格的流行病学史调查对发现无症状感染者非常重要，而发现无症状感染者的主要手段就是对有流行病学史的人员进行检测。

▶ 20. 哪些人员必须进行新冠病毒核酸检测？

（1）有流行病学史或有相关临床症状和检查检验结果异常的普通门、急诊患者。

（2）发热门诊就诊患者。

（3）新入院患者及陪护人员（含急诊留观患者及陪护人员）。

（4）住院过程中出现相关临床症状或检查检验结果异常的患者。

（5）门诊手术，或在口腔科、内镜室等有可能接触呼吸道、消化道分泌物的科室进行相关操作前。

（6）其他医疗机构和医务人员认为有必要检测的患者。

▶ 21. 如何确认患者流行病学史的真实性？

尽量采用可以反映患者行动轨迹等的客观数据来印证患者的流行病学史：

（1）利用"防疫行程卡"及其他类似小程序提供患者14

天内行动轨迹(包括境外)。

(2)患者出示"健康码",作为佐证可判断患者目前是否处于需要隔离观察状态。

(3)从患者身份证号码判断患者籍贯,识别患者是否来自高风险地区;如果为外国人,则应检查其护照,同时应重点询问此类人群与确诊患者有无接触史。

(4)试拨患者手机号码,挂断后可在通话记录中看到号码归属地,如为疫区号码,应重点询问。

除此之外,让患者签署具有法律效力的承诺书,可对患者提供真实流行病学史产生一定约束力。

在实际工作中,可多种方法结合操作。

▶ 22. 对故意隐瞒流行病学史或虚假陈述病史等患者,是否会依法追究刑事责任?

是。

如有故意隐瞒病史、疫情严重地区旅行史、与患者或者疑似患者接触史等情况,逃避隔离医学观察,或者阻碍医疗机构、医务人员正常的诊疗和救治工作的,将依据《中华人民共和国传染病防治法》《中华人民共和国治安管理处罚法》《中华人民共和国刑法》等相关法律规定,结合具体事实和情节,由有关部门依法给予行政处罚;构成犯罪的,依法追究刑事责任;给他人人身、财产造成损害的,依法承担民事责任。

根据最高人民法院、最高人民检察院、公安部、司法部《关于依法惩治妨害新型冠状病毒感染肺炎疫情防控违法犯罪的意见》规定,在疫情防控期间实施有关违法犯罪的,将依法作为从重情节予以考量。

▶ 23. 新冠肺炎的临床症状主要有哪些特征？

新冠肺炎以发热、干咳、乏力为主要表现，部分患者以嗅觉、味觉减退或丧失等为首发症状。少数患者表现为消化道症状（如呕吐、腹泻等），或伴有鼻塞、流涕、咽痛、肌痛等症状，但与呼吸道其他病原体感染所致症状并无明显差别。

重症患者多数在发病一周后出现呼吸困难和／或低氧血症，严重者可快速进展为急性呼吸窘迫综合征、脓毒症休克、难以纠正的代谢性酸中毒和出凝血功能障碍及多器官功能衰竭等。值得注意的是重型、危重型患者病程中可为中低热，甚至无明显发热。

▶ 24. 新冠肺炎出现哪些情况提示重症化的可能？

新冠肺炎重型或危重型的发生率一般在 2%~5% 不等，临床预后较为凶险，及时发现并予以处置，有助于改善患者预后。新冠肺炎患者住院 3~6 天是普通型转化为重型及危重型的时间窗，出现以下情况应高度警惕：

（1）病程进入 5~7 天。

（2）患者年龄较大（50 岁以上）。

（3）肥胖、合并慢性心肺肝肾脑、糖尿病或肿瘤等基础疾病。

（4）临床症状较重（如持续发热）。

（5）肺部病灶较大和／或两个病灶以上。

（6）外周血淋巴细胞明显减少和／或进行性下降。

（7）呼吸频率 ≥ 25 次 /min 和／或 SpO_2 ≤ 95%（静息、呼

吸空气状态下）。

(8) 低氧血症与心率改变不同步。

(9) 精神状态改变。

(10) 食欲明显下降。

(11) 肺外器官功能明显障碍。

▶ 25. 如何判断新冠肺炎确诊或疑似病例？

(1) 疑似病例：根据《新型冠状病毒肺炎诊疗方案（试行第八版）》和《广东省新冠肺炎防控指挥办医疗救治组关于做好疫情期间患者就医指引相关工作的通知》，结合下述流行病学史和临床表现综合分析，考虑为疑似病例：

1) 流行病学史

A. 14 天内本人或共同居住的家属有境外旅居史、国内高中风险地区或其他有病例报告社区的旅居史。

B. 14 天内本人或共同居住的家属接触过确诊病例、疑似病例或无症状感染者。

C. 14 天内本人或共同居住的家属接触过来自境外或国内高中风险地区的发热或有呼吸道症状的患者。

D. 14 天内本人曾在集中隔离医学观察场所留观。

E. 聚集性发病（2 周内在小范围如家庭、办公室、学校班级等场所出现 2 例及以上发热和 / 或呼吸道症状的病例）。

2) 临床表现

A. 发热和 / 或呼吸道症状。

B. 具有上述新型冠状病毒肺炎影像学特征。

C. 发病早期白细胞总数正常或降低，淋巴细胞计数正常或减少。

有流行病学史中的任何一条,且符合临床表现中任意 2 条;无流行病学史的,同时新型冠状病毒特异性 IgM 抗体阳性,符合临床表现中任意 2 条;无明确流行病学史的,符合临床表现中的 3 条。可列为疑似患者。

(2)确诊病例:疑似病例同时具备以下病原学或血清学证据之一者,可诊断为确诊病例:

1)实时荧光 RT-PCR 检测新型冠状病毒核酸阳性。

2)病毒基因测序,与已知的新型冠状病毒高度同源。

3)血清新型冠状病毒特异性 IgM 抗体和 IgG 抗体阳性。

4)血清新型冠状病毒特异性 IgG 抗体由阴性转为阳性或恢复期较急性期 4 倍及以上升高。

▶ 26. 什么是密切接触者?

密切接触者是指从疑似病例和确诊病例症状出现前 2 天开始,或无症状感染者标本采集前 2 天开始,未采取有效防护与其有近距离接触(1 米内)的人员。

具体接触情形如下:

(1)共同居住、学习、工作,或其他有密切接触的人员,如近距离工作或共用同一教室或在同一所房屋中生活。

(2)诊疗、护理、探视病例的医护人员、家属或其他有类似近距离接触的人员,如到密闭环境中探视病人或停留,同病室的其他患者及其陪护人员。

(3)乘坐同一交通工具并有近距离接触人员,包括在交通工具上照料护理人员、同行人员(家人、同事、朋友等)、或经调查评估后发现有可能近距离接触病例和无症状感染者的其他乘客和乘务人员。

（4）现场调查人员调查后经评估认为符合其他与密切接触者接触的人员。

▶ 27. 确实没有条件开展新冠病毒核酸检测的医院该怎么办？

向当地卫生健康部门申请，进行协调，与就近的定点检测机构建立"一对一"对口检测机制，将采集的样本按要求及时转送至对应的定点检测机构（医疗机构、疾病预防控制部门或者独立检验机构）进行检测，不断缩短采集、送检、检测、报告时间，进一步强化医疗机构"四早"能力。

▶ 28. 为什么有的确诊病例核酸检测经过几次阴性后才出现阳性结果？

新冠病毒核酸检测存在一定的假阴性率，因此对于有流行病学史和临床症状的新冠肺炎疑似病例，核酸检测结果的判读需要谨慎，需要多次检测以确诊或排除新冠病毒感染。下列因素可能影响新冠病毒核酸检测结果：

（1）标本采样是否规范：未受过培训或不规范的采样操作会明显影响采样效果，由于不能充分采集新冠病毒感染部位的目标病原体，导致假阴性检测结果。

（2）采样标本或采样部位不同检出率会存在差异：一般认为来自下呼吸道的分泌物、肺泡灌洗液等标本新冠病毒的核酸检出率最高，其次是鼻咽拭子，再次是咽拭子。

（3）新冠病毒感染者之间或者疾病发展不同阶段，其呼吸道排毒量存在差异，如果病毒载量较低，则可影响核酸检出效果。

（4）新冠病毒属于 RNA 病毒，稳定性相对较差，如采集的标本保存或处理不当，也会降低其检测阳性率。

（5）此外还应关注检测试剂质量对病毒核酸检出结果的影响，做好实验室的参比质控。

▶ 29. 如何解读新冠病毒抗体的检测结果？

新冠病毒特异性血清抗体是人体对新型冠状病毒感染免疫反应的结果，其中主要组成成分为 IgG 和 IgM 抗体。因此通过对新冠肺炎疑似患者的血清抗体检测可以判断患者是否感染了新冠病毒。新冠病毒 IgM 抗体约在病毒感染后 5~7 天或发病 3~5 天后开始出现阳性，但维持时间短、消失快，检测阳性可作为早期感染的判断依据；IgG 抗体约在病毒感染后 10~15 天出现阳性，在血液循环中可较长时间存在，IgG 抗体由阴转阳且恢复期滴度水平较急性期 4 倍以上升高，可作为新冠病毒感染的诊断依据。

新冠病毒特异性抗体与核酸检测方法的联合应用，有助于提高新冠肺炎的检出率，尽可能找出确诊患者，尤其是发现无症状感染者，更有利于疫情的防控工作，但也存在一定局限性。一方面是有一定滞后性，需等人体免疫系统产生应答反应后才能产生阳性反应；另一方面是检验结果容易受到血液标本中内源性或外源性干扰物质的影响而出现"假阳性"结果，其中与新冠病毒亲缘关系较近的季节性冠状病毒感染（流感）带来的假阳性影响最大。临床应用中发现，新冠病毒 IgM 或 IgG 抗体检测试剂盒均存在不同程度的假阳性情况，尤其是 IgM 抗体弱阳性结果的假阳性率最高，推测与患者近期感染其他冠状病毒、试剂盒阳性判断值(Cut-off value)的设定、患者标本中存在导致免疫测定假阳性的内源性或外源性干扰物质有关。因此在临床诊断工作中需要结合患者的流行病学史和临床表现,对新冠病毒抗体的检测结果进行合理解读。

第三章 确诊或疑似新冠病毒感染者的临床处置

▶ **30. 如果医生在普通门诊诊室发现可疑患者，如何处理？**

在普通门诊诊室发现可疑患者，可以先将患者留在诊室，医生离开诊室（出诊室后手消毒、更换口罩与工作服、使用 75% 的乙醇消毒听诊器）；安排专人做好防护后护送患者去发热门诊。患者离开后要将诊室通风换气，患者接触过的物体表面要进行彻底的清洁消毒后再使用。

▶ **31. 住院期间患者出现发热应如何处理？**

住院患者如果突然出现发热，在未明确病因前应将患者转入单人单间进行隔离，医护人员按接触疑似病例进行相应的防护。同时尽快复查患者血常规、胸部影像学（首选胸部 CT）、新型冠状病毒核酸检测（呼吸道标本）等检查，综合分析患者的临床资料判断发热病因，必要时申请相关专科或医院专家组会诊，以尽早明确发热原因及是否为新型冠状病毒感染。

▶ 32. 住院患者中发现疑似新冠肺炎患者应如何处理？

病区出现发热和／或呼吸道症状，以及白细胞正常或降低等符合新冠肺炎疑似病例诊断标准的患者时，应当立即隔离治疗，采取相应的防护措施，请相关专家组会诊，并采集标本进行新型冠状病毒核酸检测，同时在确保转运安全前提下立即将疑似病例转运至定点医院。患者转出后严格执行病区的终末消毒，并做好密切接触者的流行病学调查工作。

▶ 33. 新冠肺炎确诊或疑似病例如何转运？

联系相关部门做好专人专车转运（尽量使用负压救护车），患者病情允许时应佩戴医用外科口罩，参与转运新冠肺炎病例的医务人员和司机应严格按要求做好自我防护。从病区到转运车辆之间要经指定路线，尽量避免途经密闭场所。转运前提前清场，减少患者与其他患者和无关医务人员接触机会。患者搭乘过的电梯要及时进行消毒。转运患者后转运人员及时更换全套防护物品。每次转运后，车辆应开窗通风、做好车厢及物体表面消毒，方可再转运下一例患者。

▶ 34. 新冠肺炎患者什么时候可以出院？

患者体温恢复正常 3 天以上；呼吸道症状明显好转；肺部影像学显示急性渗出性病变明显改善；连续两次痰、鼻咽拭子等呼吸道标本核酸检测阴性（采样时间至少间隔 24 小时），满足以上条件者可出院。对于满足前三条标准的患者，核酸仍持续阳性超过 4 周者,建议通过抗体检测、病毒培养分离等方法对患者传染性进行综合评估后,判断是否出院。

35. 新冠肺炎患者何时可以解除隔离?

符合《新型冠状病毒肺炎诊疗方案(试行第八版)》出院标准的患者,要继续在定点医院进行隔离医学观察 14 天。隔离期满 14 天后,再次进行新型冠状病毒核酸检测,检测结果为阴性可解除隔离。

36. 新冠肺炎患者出院后核酸复查阳性该如何处理?

对于新冠肺炎患者出院后咽拭子或肛拭子复测病毒核酸阳性的,或出现临床症状的,应及时收入定点救治医院隔离治疗。

37. 普通型新冠肺炎的主要治疗方法有哪些?

首先根据病情确定治疗场所。应在具备有效隔离条件和防护条件的定点医院隔离治疗。

(1)卧床休息,加强支持治疗,保证充分热量;注意水、电解质平衡,维持内环境稳定;密切监测生命体征、指端血氧饱和度等。

(2)根据病情监测血常规、尿常规、C-反应蛋白(C-reactive protein,CRP)、生化指标(肝酶、心肌酶、肾功能等)、凝血功能、动脉血气分析、胸部影像学等。有条件者可行细胞因子检测。

(3)及时给予有效氧疗措施,包括鼻导管、面罩给氧和经鼻高流量氧疗。有条件可采用氢氧混合吸入气（H_2/O_2：66.6%/33.3%）治疗。

（4）抗病毒治疗：不推荐单独使用洛匹那韦／利托那韦和利巴韦林，不推荐使用羟氯喹或联合使用阿奇霉素。可试用α-干扰素、洛匹那韦／利托那韦、利巴韦林、磷酸氯喹、阿比多尔。在临床应用中进一步评价疗效。要注意上述药物的不良反应、禁忌证（如患有心脏疾病者禁用氯喹）以及与其他药物的相互作用等问题。不建议同时应用3种及以上抗病毒药物，出现不可耐受的毒副作用时应停止使用相关药物。

对孕产妇患者的治疗应考虑妊娠周数，尽可能选择对胎儿影响较小的药物，以及是否终止妊娠后再进行治疗等问题，并知情告知。

（1）抗菌药物治疗：避免盲目或不恰当使用抗菌药物，尤其是联合使用广谱抗菌药物。

（2）患者常存在焦虑恐惧情绪，应当加强心理疏导。

▶ 38. 重型、危重型新冠肺炎的主要治疗方法？

（1）治疗原则：在普通型治疗的基础上，积极防治并发症，治疗基础疾病，预防继发感染，及时进行器官功能支持。

（2）呼吸支持：①氧疗：重型患者应当接受鼻导管或面罩吸氧，并及时评估呼吸窘迫和／或低氧血症是否缓解；②高流量鼻导管氧疗或无创机械通气；③有创机械通气；④挽救治疗：对于严重ARDS患者，建议进行肺复张；⑤体外膜肺氧合（ECMO）：符合ECMO指征，无禁忌证危重患者尽快启动。

（3）循环支持：在充分液体复苏的基础上，改善微循环，使用血管活性药物。

（4）肾衰竭和肾替代治疗：重症患者可选择连续性肾替代治疗（continuous renal replacement therapy，CRRT）。

（5）康复者血浆治疗：适用于病情进展较快、重型和危重型患者。

（6）血液净化治疗：血液净化系统包括血浆置换、吸附、灌流、血液/血浆滤过等。

（7）免疫治疗：对于双肺广泛病变者及重型患者，且实验室检测IL-6水平升高者，可试用托珠单抗治疗。

（8）其他治疗措施：①对于氧合指标进行性恶化、影像学进展迅速、机体炎症反应过度激活状态的患者，酌情短期内（3~5日）使用糖皮质激素。儿童重型、危重型病例可酌情考虑给予静脉滴注丙种球蛋白。②患有重型或危重型新型冠状病毒肺炎的孕妇应积极终止妊娠，剖宫产为首选。③患者常存在焦虑恐惧情绪，应当加强心理疏导。

▶ 39. 中医是否能用来治疗新冠肺炎，在什么情况下使用？

根据目前研究资料显示，中医治疗总体对新冠肺炎是有效的。特别是针对轻症、普通型病例效果比较好。中医药以"治未病、辨证施治、多靶点干预"优势全程参与新冠治疗。本病属于中医"疫"病范畴，病因为感受"疫戾"之气，各地可根据病情、当地气候特点以及不同体质等情况，进行辨证论治。《新型冠状病毒肺炎诊疗方案（试行第八版）》对于患者在医学观察期、临床治疗期（确诊病例轻型、普通型、重型、危重型）、恢复期等不同时期针对不同情况施予不同的中医用药治疗。实施个体化精准治疗。涉及到超药典剂量，应当在医师指导下使用。

第四章　普通门（急）诊、发热门诊的常态化管理

▶ 40. 普通门诊的主要防控措施?

（1）预约挂号和分时段就诊，减少人员聚集。

（2）强化预检分诊，发现发热患者时应专人引导至发热门诊就诊。

（3）加强患者筛查：普通门诊发现有流行病学史的患者和医院认为有必要检测的其他患者必须全部开展新冠病毒核酸检测、血常规、胸部影像学检查。

（4）加强医务人员防护，严格执行"一人一诊一室"，医务人员在诊疗过程中严格做好标准防护。

（5）加强环境及物表消毒。

▶ 41. 如何做好新冠肺炎的预检分诊工作?

各医院应结合各自实际情况，建议在门诊入口处对所有就诊患者检测体温，检查健康码、行程码或流行病学史问卷，

尽可能做到第一时间发现可疑患者。各门诊服务台均需检查或复核患者有无相关流行病学史及可疑症状;患者进入诊间看诊,接诊医生必须再次详细询问相关症状及流行病学史。预检分诊护士、医生、患者三方在《医疗机构新型冠状病毒肺炎流行病学史问卷》上签字确认后交医生或护士存档。

以上任一关口发现可疑患者应及时指引患者至发热门诊就诊。

42. 如何避免门诊就诊患者聚集?

遵循"多途径指引预检分诊,最大限度减少人员聚集"的原则。建议对患者分时段预约、错峰就诊,医院在不同楼层、不同专科前设置二次预检分诊点落实预检分诊工作,减少进入门诊区域的人员聚集。必要时安排人员及时疏导患者。

43. 门(急)诊就诊患者的风险管理建议?

加强门(急)诊患者预检分诊工作,根据患者不同风险级别(如患者来自不同风险级别地区)、医院是否收治疑似确诊病例、医院是否设立专门发热门诊等,采取不同的防控措施。

(1)高风险患者:①有流行病学史:有高风险地区或境外旅居史;与新冠病毒感染者(核酸检测阳性者)接触史;与高风险地区的发热或有呼吸道患者接触史;小范围2例及以上聚集发热或和呼吸道症状。伴或不伴有发热或呼吸道症状。②没有流行病学史,有发热或伴有呼吸道症状。这些患者应该到专门的发热门诊进行新冠肺炎初筛检查:鼻/咽拭子新冠病毒核酸检测、血常规、胸部CT。根据初筛结果做进一步处理。确诊、可疑病例收治专门隔离病房进一步诊治。排除病例按一般发热患者处理。

(2)中风险患者：无流行病学史、无发热但是有其他呼吸道或消化道等症状,且因病情需要进行内镜、肺功能、容易产生气溶胶的口腔和耳鼻喉操作等高风险诊疗操作的患者。此类患者应该指引到专门指定的新冠肺炎筛查部门进行鼻 / 咽拭子新冠病毒核酸检测等筛查,结果排除新冠肺炎后可以到专科诊治专科疾病。

(3)低风险患者：无上述情况的患者。正常到门(急)诊专科就诊,首诊医师再次做好风险评估。如果患者因病情需要住院治疗,应该对患者完成鼻 / 咽拭子新冠病毒核酸检测等筛查。结果阴性才能收治入院。

(4)紧急情况：患者入院时昏迷,和 / 或生命体征不稳定需要紧急抢救,或无法调查和确认流行病学史的急诊患者,按高风险人群防护措施进行抢救,同时完善新冠肺炎筛查,根据筛查结果决定患者安置病区。建议医院开设临时应急床位、病区,专用于收治无法及时完成入院新冠肺炎排查的紧急手术患者,包括产妇。

▶▶ 44. 如何做好急诊的分区域管理?

(1)污染区：预检分诊区、诊室、抢救室、留观室、候诊区、污物间、患者卫生间等,工作人员在该区域建议内穿洗手衣再外加长装工作服,戴一次性帽子、医用防护口罩,必要时戴防护眼罩或防护面屏,固定上班工作鞋,做好手卫生。每天至少 2 次使用 500mg/L 的含氯消毒溶液擦拭消毒环境物表(卫生间使用 1 000mg/L)。

（2）潜在污染区：医务人员办公室、治疗室、护士站等。工作人员着装与环境物表消毒要求同污染区。

（3）清洁区：医务人员值班室、卫生间、男女更衣室、浴室以及工作人员餐饮间等，条件允许，建议进入清洁区前设置缓冲区，工作人员在缓冲区脱去工作帽子、防护眼罩或防护面屏、医用防护口罩、长装工作服、工作鞋等污染防护用品，执行手卫生后方可进入清洁区。每天至少 1 次使用 500mg/L 的含氯消毒液擦拭消毒环境物表。

45. 孕妇入院时筛查有无特殊要求，胸部 CT 必须做吗？

由于各类人群对新冠病毒普遍易感，所以孕妇在入院前也应该做相关筛查。放射学检查是否导致胎儿发育异常，取决于检查时的孕周以及暴露的辐射剂量。理论上，胸部 CT 的胎儿辐射剂量没有达到致畸阈值，但为了安全起见，不建议对所有孕妇常规开展胸部 CT 检查。对入院孕妇应严格检测体温、询问流行病学史及重点筛查新冠肺炎临床表现、常规进行新冠病毒核酸检测（呼吸道标本）及血常规检查。建议对有流行病学史＋发热和／或有呼吸道症状、有流行病学史＋血淋巴细胞下降，或因其他病情需要行 CT 检查者，在孕妇知情同意前提下，做好孕妇腹部有效防护措施后进行低剂量胸部 CT 检查。

46. 如何做好急产孕产妇的应急处置？

（1）应建立绿色通道，开展模拟演练，确保急产孕产妇的应急处置流程通畅，医护人员个人防护用品和标准预防的培训准备到位。

（2）对助产医护人员全面开展新冠肺炎病例的发现与报告、医疗救治、医院感染防控、密接管理、个人防护等内容的培训，提高防控和诊疗能力。

（3）按急产孕产妇是否发热、是否有流行病学史等做好预检分诊，将发现的疑似感染的或未进行核酸检测的急产孕产妇安排至单独设置的隔离产房，有条件应即刻收到负压隔离病房，由多学科团队协作管理。

（4）分娩过程中加强监护，谢绝家属陪护，医护人员严格按照标准预防原则做好防护。

（5）疑似感染的产妇应与新生儿暂时隔离，隔离期间拒绝探视，暂停母乳喂养。

▶ 47. 如何规范设置平战结合的发热门诊？

发热门诊各类功能用房在设计布局时应充分考虑其功能调整的灵活性和可扩展性，既能满足发热门诊日常诊疗工作的需求，又能在疫情期间符合特殊发热门诊的诊疗与隔离要求。

因此在诊疗区域的功能用房设置上，应至少包括3间诊室和若干间隔离留观病房，每个功能区域应尽可能设有各自独立的出入口、候诊区域、卫生间和隔离屏障。日常分别承担成人发热门诊、儿童发热门诊(主要接诊上呼吸道病毒感染或麻疹、水痘、手足口病、猩红热等发热皮疹疑似传染性疾病患儿)、肠道或呼吸道门诊的功能，将疑似传染病患者与普通门诊患者隔离开来，充分发挥其预检分诊的功能。疫情期间可调整为普通和特殊发热门诊，将疑似特殊传染病(如 SARS、人感染高致病禽流感、新型冠状病毒肺炎等)患者与普通发热病人隔离开来。

▶ 48. 如果发热门诊的不同候诊区域无法独立,应该如何做?

应做到候诊区域相对分开,具体要求如下:

(1)通风良好。

(2)以距离进行区域划分:要求不同区域(有流行病学史和无流行病学史人群的候诊区域)间隔至少 2 米,标识清楚,做好指引(必要时可用屏风等将不同区域隔开)。

(3)做好个人防护,所有患者均须戴好口罩,注意手卫生。

▶ 49. 当门(急)诊患者出现哪些情况时,须安排其前往发热门诊就诊?

(1)持健康码、防疫行程卡为红色或黄色者。

(2)测体温 ≥ 37.3℃者。

(3)有流行病学史者。

(4)医院规定的其他情况。

▶ 50. 发热门诊的患者什么情况下必须留观?

发现以下病例之一者,应迅速采取隔离留观措施:

(1)具有流行病学史,且有发热和/或呼吸道症状的患者。

(2)具有流行病学史,且胸部 CT 检查有肺炎表现的患者。

(3)有发热和/或呼吸道症状,且胸部 CT 检查有肺炎表现的患者。

(4)其他认为需要留观的病例。

▶ 51. 发热门诊的隔离病房(区)如何规范设置与管理?

发热门诊应按国家相关规范要求设置隔离留观病房(区),主要用于隔离收治待识别筛查的发热患者以及待转诊的确诊或疑似病人,基本要求如下:

(1)隔离留观病房的数量,应当依据疫情防控需要和发热门诊诊疗量确定,并根据变化进行调整,必要时可进一步扩大空间,设置独立的隔离留观病区,以充分满足当地疫情防控、有效防止疾病传播的隔离要求。

(2)隔离观察病房要标识明显,留观患者单间隔离,房间内设卫生间,与其他诊室保持一定距离。室内必须通风良好,禁用中央空调,并加强消毒。应配备必需的诊疗检查设备,如听诊器、血压计、体温计、氧气、污物桶、消毒杀菌设施、呼吸气囊等常用诊疗设备及抢救车、心电监护仪、除颤仪等基本抢救设施设备。

(3)患者留观期间安排专人管理,全程佩戴口罩,不得离开隔离病房,原则上不探视、不陪护,工作人员严格按照隔离病区(房)防护要求做好个人防护,落实消毒隔离制度,严防交叉感染。

▶ 52. 门(急)诊输液室的医院感染防控要点?

门(急)诊输液室存在患者多、周转快、病种多样、病原体不明等特点,是医院感染防控的重点部门之一。

(1)建议有条件的医院设置独立的成人输液室、儿童输液室及发热输液室等,如无条件可进行区域划分,标识清楚,并保证每个区域之间距离≥1.5米。

(2)发热输液室(输液区)内输液椅(床)之间距离应≥1米。

(3)所有患者均应正确佩戴口罩,做好手卫生,严格限制人员陪同。

(4)保持良好的通风。如果通风不好,在有人状态下,可使用空气消毒机进行空气的消毒,无人时可使用紫外线进行空气的消毒。

(5)加强物体表面、物品、地面的随时消毒和终末消毒,特别是病人输液椅(床)、呼叫器、门把手等等。

(6)医务人员严格遵守无菌操作规程、手卫生规范。

(7)加强医疗废物的管理。

第五章　普通病房(区)的 常态化管理

▶ 53. 急诊患者紧急入院应如何安置?

各医疗机构根据实际情况设立过渡病区或各个病区预留过渡病房。急诊患者入院如果没有经过新冠肺炎排查必须安排单人单间,按疑似病例处理,医务人员按照接触疑似病例进行防护。

▶ 54. 如何把好门(急)诊患者入院关口?

对需要住院的普通门(急)诊患者,首先要详细询问流行病学史、做好体温检测,进行咽拭子核酸检测,必要时行血常规、胸部影像学检查。

(1)如果咽拭子核酸检测阳性就要立即转定点医院。

(2)如果咽拭子核酸检测阴性,且无相关临床症状及检验检查结果均无异常,排除新冠肺炎可能,可收入相关专科住院治疗。

(3)如果咽拭子核酸检测阴性,但相关临床表现或血常规及胸部 CT 任意两项异常,均要请院内专家组会诊,排除后才可收入住院。

55. 如何做好住院部大楼出入人员的管理?

(1)所有人员检测体温。

(2)所有人员正确佩戴口罩。

(3)不同人员的出入管理及身份识别:

1)住院患者:①已入院患者:穿着病人服,佩戴病人标识身份的腕带;②拟入院患者:出示入院通知单、入院检查结果、门诊病历等。

2)住院陪护人员:①已入院患者陪护人员:出示陪人证;②拟入院患者陪护人员:出示入院通知单、入院检查结果、门诊病历等。仅限 1 人。

3)门诊看病或检查患者:出示门诊病历、挂号单、预约挂号信息、检验检查单。只允许 1 名陪同人员,中途不得更换。

4)其他:①本院工作人员:出示有效的工作证件或相关凭证。②其他到医院办理公务的人员:出示有效的工作证件或相关凭证。其中因设备维修、跟台手术、厂商送货等事由需要进入病区或手术室的院外工作人员,还需要按规定到医务科进行备案,经审批后才能进入病区或手术室。

56. 如何预防住院患者的交叉感染?

(1)入院筛查:对所有入院患者、包括陪护人员都进行严格筛查(询问流行病学史、检查健康码,测体温、新冠病毒核酸检测等)。

(2)加强病区管理:建议所有病区设置专门隔离病房,对可疑患者第一时间隔离。病区不得随意出入,所有进入病区的人员均需测体温、非本科室固定人员进入病区还要进行流行病学史及可疑症状问询。

(3)病区内所有人员佩戴口罩,患者及陪护不随意离开所住病房,不得串房,不扎堆。

(4)加强公共区域消毒(病人公共区域如茶水间、公共洗手间及电梯等)。

(5)加强陪护和探视管理,并对其进行新冠肺炎防控及手卫生宣教。

▶ 57. 如何做好医务人员活动区域的管理?

(1)病区应划分医疗区域(污染区)、半污染区与工作人员生活区域(清洁区)。医务人员在不同区域应遵从不同的着装指引及防护要求。

(2)当医务人员离开污染区域,进入值班房、更衣室、休息室、示教室等清洁区前应脱卸相应的防护用品或污染的工作衣,并做好手卫生。

(3)医务人员应避免在医生办公室(半污染区)内用餐,且尽量避免集中就餐,就餐时应尽量保持距离。

(4)加强值班房、更衣室、示教室、休息室等公共区域的清洁消毒及管理(值班被服定期更换),避免交叉感染。

▶ 58. 接触隔离患者之后,是否可以马上去护理其他病人?

不建议马上护理其他的病人,首先要确定防护是否到位,如果不到位,需要先按照密切接触者隔离观察,如果防护到位,请更换手套和隔离衣等必要的防护用品后,再进行其他病人的护理工作。

> ### 59. 住院楼一楼作为隔离病房收治新冠肺炎患者,隔离病房以上楼层的病区有无感染风险?

这种情况存在潜在医院感染隐患,需重点关注以下几个方面:

(1)隔离病房空调系统是否每个房间均有独立的送风和回风系统,以避免楼层之间、病房之间流动空气的交叉污染;呼吸道隔离病房排风量应达到每小时 6~12 个循环,新风量达到排风量的 70%~80%。

(2)如果使用非独立中央空调系统,应严格物理隔断每个房间的回风系统,确保排风量和新风量达到要求,定时开窗通风,做好空气消毒。

(3)尽可能避免新冠肺炎感染者、隔离病房患者通道与其他病区患者通道交叉共用。如果确实存在无法避免的共用区域,则应按高风险区域强化日常清洁消毒,尤其要重点关注高频接触物表如门把手、扶手栏杆、电梯按键等的清洁消毒。新冠肺炎感染者因入院或特殊检查出入病房时,应做好出入通道或电梯的人员控制,彻底环境消毒后再启用。

(4)定期检查整栋楼层卫生间排污系统是否通畅、是否存在返臭现象,隔离病房有无每日定时投放含氯消毒剂对排污系统进行消毒,以尽可能避免新型冠状病毒感染患者排泄物形成的感染性气溶胶通过排污系统进行播散。

▶ 60. 如何做好陪护和探视者的管理?

对于住院患者,在疫情期间若病情允许原则上禁止探视和陪护,鼓励采用电话、微信视频等方式进行探视和慰问。

必须陪护时应接受核酸检测后,采取固定一对一陪护方式,不得随意更换。必须探视时要做好探视人员流行病学史询问、体温检测,并详细登记。

探视和陪护人员应正确佩戴口罩,注意手卫生,不串病房、不聚集、不扎堆,不得进入医护人员工作场所,遵守医院的相关管理规定。

加强病区病房门禁、安保管理,减少未经允许的探视和陪护,以及无关人员的随意出入。

▶ 61. 保洁人员如何管理?

(1)对保洁员要进行有针对性的培训,培训内容包括:新冠肺炎防控相关的基础卫生学知识和消毒隔离知识、清洁消毒流程、个人防护和手卫生知识等,重点部门应反复多次培训。

(2)制定标准化流程:针对保洁员群体普遍文化素质较低的特点,结合其工作实际,制定图文并茂、通俗易懂的保洁员标准化操作流程,便于其在实际工作中参照、遵循。

(3)考核和监督:加强考核,考核过关后方能继续上岗;主管部门加强对保洁员工作的监督,确保其清洁消毒工作落实到位。

(4)重视保洁人员的防护:保洁员进入不同区域应按照该区域的防护级别进行防护,并根据操作的风险评估结果选用防护用品。

(5)健康监测和管理工作:落实保洁员的健康监测和登记,指导保洁员在医院期间全程佩戴口罩,不串病区,不聚集就餐、聊天等。

▶ 62. 外卖、快递人员如何管理?

原则上禁止快递和外来送餐上门,如必须上门应提前联系,通过双方协商约定,将包裹和餐品放在约定的地点,实现"无接触配送"。如确需当面接收的,应提示交接双方做好个人防护,如佩戴口罩、做好手卫生,见面时保持一定的社交距离,避免直接接触。

▶ 63. 如何做好密切接触者或疑似病例的心理健康管理?

(1)重视心理健康管理,制定相关流程,做好人员的心理压力和不良情绪监测。

(2)设身处地地共情,理解工作对象,帮助他们理解被隔离的必要性,尽快熟悉隔离的环境和规则,并建立规律的作息。

(3)加强对人员的情绪管理疏导,防止出现过激行为,必要时请精神科、CDC 会诊。

(4)加强心理健康科普宣传,不断提高人员的心理健康素养和心理健康水平。

▶ 64. 如何做好新冠肺炎患者出院后的追踪随访管理?

定点收治医院应尽可能设立针对新冠肺炎出院患者的复诊门诊,由救治新冠肺炎经验丰富的医生坐诊,制定随访管理方案,让每一位出院患者都能得到有针对性的健康管理和健康指导。同时,发挥互联网医院优势,全方位智能保障,及时对患者的身体变化和功能恢复进行检测和相关诊疗。

解除隔离、回到社区的新冠肺炎出院患者,定点收治医院应为其安排好出院后 2~4 周的复诊计划,并预约好复诊时间。复诊时重点复查血常规、生化、氧饱和度,必要时复查新冠病毒病原学检测。有肺炎的患者,复查胸部 CT 影像学检查,了解肺部炎症吸收情况。

做好与患者居住地基层医疗机构间的联系,共享病历资料,及时将出院患者信息推送至患者辖区或居住地居委会和基层医疗机构。属地基层医疗机构在收到出院患者信息后,要加强对出院患者的健康管理,及时了解患者体温、呼吸道症状,重点加强对老年人和患有高血压、糖尿病等慢性基础疾病的出院患者的监测。一旦发现发热、咽痛、胸闷等不适症状,指导患者尽快到设有发热门诊的上级医院就医。

第六章 高风险相关科室的常态化管理

▶ 65. 检验部门在处理确诊或疑似新冠肺炎患者常规检查的标本时如何做好医院感染控制?

(1)标本接收

1)有使用防渗漏转运箱,做好交接登记。

2)用75%乙醇或中高效消毒湿巾消毒转运箱表面,运送罐置于2 000mg/L的含氯消毒液中浸泡30min消毒。

3)标本标识清晰,有双层包装,在实验室内转运,应将标本装入密封袋后置于密实盒中。

(2)标本检测处理

1)检验部门应安排相对固定的人员、场所进行新冠肺炎标本处理以及检测。在正确做好防护措施的前提下开展检测操作。

2)对于确诊或疑似新冠肺炎患者的标本,无须打开标本盖的检测项目则不开盖。如必须打开则轻柔缓慢,和操作者面部保持距离,尽可能缩短打开的持续时间,避免产生气溶胶。标本上机前,尽量停止其他标本检测。

3)对于确诊或疑似新冠肺炎患者的呼吸道标本,能灭活的尽量灭活后再检测,不能灭活的标本在生物安全柜内进行开盖操作。生物安全柜使用后用75%乙醇喷雾消毒,每天使用75%乙醇或1 000mg/L含氯消毒液抹拭操作台面。

4)离心操作注意事项:①在专用工作台完成样本核收及前处理,标本离心前必须加盖,并在离心机上放置明显的警示牌。离心标本3 000r/min,离心4min,离心机运作结束后要静止15min后才取出。离心完毕后用1 000mg/L含氯消毒液或75%乙醇抹拭消毒离心机表面。②取出离心标本后用密封袋装好,检测仪器上机前拔盖并手动上机检测。检测者不离开,待完成进样后标本立即加盖,用密封袋装好,集中放置在专用冰箱的"检测完毕标本存放处"样本篮里。③完成检测后对分析仪操作表面及工作台面用75%乙醇擦拭消毒。

(3)检测后标本和相关高危险废物处理:凡处理确诊或疑似新冠肺炎患者标本的相关实验用品(试管、吸头等)及其标本等高危险废物,应当首先在检验部门指定地点进行高压蒸汽灭菌或化学消毒处理后,按新冠肺炎医疗废物要求处理。

(4)终末消毒:完成检测后,实验室环境按新冠肺炎有关要求做好终末消毒,消毒完毕充分通风后方可使用。

▶ 66. 实验室哪些操作易产生气溶胶,如何做好风险防范?

实验室易产生气溶胶操作的包括:针头与注射器分开、抽吸转移液体、涂片、从管或瓶中排出空气、混合、研磨、振荡涡旋、离心、倾倒、分裂和开塞检验等操作。以上操作需要注意防范气溶胶污染,尽可能在生物安全柜里完成。

无法在生物安全柜里完成检测的操作,如标本离心操作,可采取以下风险防范措施:

(1)按规范进行物表消毒,开箱或开袋瞬间,用75%乙醇喷雾消毒。

(2)血液样本在离心或振荡前需检查试管有无破损,试管帽有无盖紧等。

(3)离心或振荡操作后,样本需5~10分钟后再开盖,或者在开盖时于盖子和管身间覆盖一张吸水纸,防止气溶胶扩散。同时对离心机盖和振荡器喷雾消毒。

(4)拔试管帽或EP管帽时,动作应轻柔小心,防止样本飞溅,用吸收性材料(例如,蘸有乙醇的纱布)覆盖管的顶部,以防止可能发生的飞溅。

▶ 67. 雾化操作时,如何避免院内交叉感染?

应尽量减少雾化操作。对于必须进行雾化操作的患者,如果病情允许应在操作前完善流行病学调查、体温检测、核酸检测、胸部影像学等筛查。对于操作前未进行筛查或筛查结果未回报的患者,进行雾化操作时应在通风良好的单独房间进行(房间内无其他患者)。医务人员按接触疑似病例进行防护,包括穿防护服或防渗性隔离衣、佩戴医用防护口罩、防护面屏或护目镜等。雾化结束后按要求做好终末消毒。

▶ 68. 超声科是否应该成立隔离诊室?

针对确诊或疑似新冠肺炎患者,建议使用可移动床边超声,专机使用,每次使用后对超声的探头、导联线等进行彻底的消毒后再使用。如无法做到床边使用,须在医护人员护送下到指定的隔离检查区域分时段检查,确诊或疑似病人安排在最后检查。隔离检查区域与普通检查区域有实体屏障隔离,张贴标识与警示,提示其他人员避免靠近。

▶ 69. 是否需要单独设置发热患者专用 CT 检查室?

为了避免候诊和检查过程中经呼吸道飞沫或设施共用接触传播的潜在风险,原则上应设置单独的 CT 检查室。隔离检查区域与普通检查区域宜有实体屏障隔离(或使用警戒线划分专门区域,保持距离),张贴标识与警示,提示其他人员避免靠近。

▶ 70. 如果没有发热门诊专用的 CT 检查室,该怎么做?

如果没有发热门诊单独专用的 CT 检查室可考虑采取以下方式安排病人 CT 检查:

(1)医院尽量设置单独的发热患者 CT 检查室。

(2)如果没有条件设置单独的发热患者 CT 检查室时:

1)每日安排发热病人于指定的时间段(如每日上午或下午最后时段)进行集中检查,检查结束后,对患者可能接触过的高频接触物体表面进行擦拭消毒,每日进行一次终末消毒。

2)有流行病学史的患者、疑似病例、确诊病例每次检查前电话预约,随到随检,检查结束后患者立即离场,对候诊区和检查室进行终末消毒。

3)检查期间应加大检查室内通风换气量或新风量,或启动人机共存医用空气消毒机。

▶ 71. 是否每个发热患者 CT 检查后都需要终末消毒?

有明确流行病学史,符合确诊或疑似病例的诊断标准,或 CT 检查结果提示疑似新冠肺炎影像学特征等情况的患者检查后必须进行终末消毒;其他发热患者 CT 检查后,应对患者可能接触过的高频接触物体表面如 CT 检查床、门把手等用消毒湿巾进行擦拭消毒,更换一次性检查床铺单等。

▶ 72. 医技科室应该关注哪些高危操作?

应该关注肺功能检查、呼吸训练器、碳 13 呼气试验、平板运动试验、各种内镜检查等。此类检查过程中,患者不能戴口罩,易产生气溶胶。检查室应保持良好通风,严格执行区域划分和管理,工作人员严格做好防护。

▶ 73. 内镜检查的风险防控要点有哪些?

(1)检查前患者须做核酸检测,并做好流行病学史调查。

(2)分时段预约,防止候诊区患者聚集。

(3)医务人员做好个人防护,做好本科室的防护指引,在规定的区域内穿脱防护用品,严格执行手卫生。

(4)严格执行一医一患一诊室制度,操作时诊室要持续通风。

(5)检查结束后严格执行内镜的清洁消毒。

▶ 74. 新冠肺炎确诊或疑似病例进行手术应如何做好医院感染防控?

(1)术前管理

1)有条件的情况下手术应安排在负压手术间进行,术前30分钟开启高净化和负压系统,使手术间处于高净化和负压状态(最小静压差应≥5Pa)。如果没有负压手术间,应选择独立净化机组且空间位置相对独立的手术间,手术中关闭净化系统或空调,术后进行终末消毒处理。

2)为减少物体表面的污染,术前应精简手术间用物,移走术中不需要的仪器设备和物品,对难清洁的表面,采用屏障保护,推荐使用铝箔、塑料薄膜等覆盖物,"一用一更换",如电脑键盘等;用防渗透铺单保护手术床垫。

3)手术间外配备1名巡回护士,传递术中短缺物品时应从缓冲间间接传递,避免室内外人员直接接触。缓冲间两侧的门不应同时开启,以减少区域之间空气流通。

4)手术及麻醉设备用品应尽量选择使用一次性诊疗用品。

(2)术中管理

1)手术间和缓冲间的门保持关闭状态,手术期间手术人员不得离开手术间。

2)如患者为非全身麻醉,术中患者应全程佩戴一次性医用外科口罩。如为全身麻醉,应在气管插管与呼吸回路之间放置一次性过滤器。麻醉诱导前给氧可使用两块湿纱布覆盖患者口鼻、面罩充分给氧。若病情许可,建议采用快诱导,充分肌松后气管插管,避免呛咳,插管前避免吸痰。麻醉机的吸气和呼气端均需要放置一次性过滤器。

3）医务人员触碰患者后应更换手套再接触其他物品。

4）注意避免气管插管、吸痰、使用电外科等操作时气溶胶的产生。

5）各项操作动作准确、轻柔，尽量减少对环境和物表的污染，一旦被污染应随时处理。

（3）术后管理

1）复用手术器械处理：用专用密闭容器送供应室处理，并注明"新冠肺炎"标识。

2）病理标本的处理：用双层标本袋或专用容器密封盛装，放置时做好隔离技术操作确保外表不被组织污染，注明"新冠肺炎"标识，并用专用容器密闭人工送至病理科，禁止通过传输系统传送。

3）手术所产生的废弃物，包括医疗废物和生活垃圾，均应当按照感染性废物进行分类收集。在离开污染区前应当对包装袋表面采用 1 000mg/L 的含氯消毒液喷洒消毒（注意喷洒均匀）或在其外面加套一层医疗废物专用包装袋；标注"新冠肺炎"标识。

4）手术间按规范做好终末消毒处理。

75. 口腔科的风险防控要点有哪些？

（1）分时段预约病人，防止候诊区患者聚集。

（2）做好流行病学史调查，如需进行口腔有创治疗（包括但不限于拔牙、种植牙、龈下刮治、活检等可能形成创面的诊治）或医务人员认为有必要检测核酸的病人诊治前需进行核酸检测。

（3）"一医一患一室"或诊位之间距离大于5米，诊室通风良好。

（4）开始治疗时，要求患者含漱漱口液，尽量少用或不用痰盂，指导患者用一次性漱口杯的杯口封闭口腔再将漱口水吐入杯中，护士立即使用强吸减少飞沫产生。

（5）治疗中，使用橡皮障、强吸等辅助设备减少飞沫和潜在的生物气溶胶污染。建议给病人戴防护眼罩以保护眼睛，防飞沫喷溅污染眼睛。

（6）做好个人防护：①从事无创无喷溅一般诊疗操作时，穿工作服加一次性隔离衣、戴工作帽、医用外科口罩或医用防护口罩、防护目镜或防护面屏、一次性乳胶手套；②从事喷溅操作时，穿工作服加一次性隔离衣、戴工作帽、医用防护口罩、护目镜和防护面屏、一次性乳胶手套；③接诊确诊或疑似新冠肺炎患者时，穿工作服加防护服、戴工作帽、医用防护口罩、护目镜和防护面屏、双层乳胶手套，必要时使用全面型呼吸器。

▶ 76. 耳鼻喉科的风险防控要点有哪些？

（1）分时段预约病人，防止候诊区患者聚集。

（2）做好流行病学史调查，进行有创操作治疗的或医务人员认为有必要检测核酸的病人诊治前需进行核酸检测。

（3）严格执行"一医一患一诊室"制度，诊室通风良好。

（4）进行专科操作的防护要求：①前鼻镜检查、额镜下口咽部检查时，在标准预防的基础上加强额外防护；②鼻出血止血、门（急）诊外伤清创缝合、鼻咽喉内镜检查、清洗消毒内镜等容易产生体液喷溅风险，建议根据风险评估额外增加防护;③接诊确诊或疑似新冠肺炎患者时,穿工作服加防护服、戴工作帽、医用防护口罩、护目镜和防护面屏、双层乳胶手套,必要时使用全面型呼吸器。

▶ 77. 眼科的风险防控要点有哪些?

(1)分时段预约病人,防止候诊区患者聚集。

(2)做好流行病学史调查,进行有创操作治疗的或医务人员认为有必要检测核酸的病人诊治前需进行核酸检测。

(3)严格执行"一医一患一诊室"制度,诊室通风良好。

(4)进行专科检查时需做好个人防护及专科仪器的消毒:①诊室应安装裂隙灯显微镜隔离板,防止患者分泌物飞溅至检查者,造成交叉感染。可以用 X 线等影像胶片隔挡替代。②若需检查眼底,可采用间接眼底镜或眼底照相来替代近距离接触的直接检眼镜检查。③若需检查前房角,可采用前节光学相干断层成像(optical coherence tomography,简称 OCT)检查;当必需进行前房角镜或超声眼科房角检查(UBM)时,应按中风险操作标准进行防护,并在每次操作前后,对接触患者结膜的眼科器械进行充分有效的消毒。④非接触眼压计应置于通风处,操作者每次测量后应清洁消毒机器可能污染区及患者接触区,用风吹散测量头与眼之间的空气,使飞沫稀释。此外,测量人次间隔应延长。⑤非接触类眼科检查设备,包括裂隙灯、非接触眼压计、OCT、视野机、角膜内皮机、角膜地形图等,使用前后均应使用 75% 乙醇棉球擦拭患者下巴、额头、手接触的区域,以及接近患者角膜的检查头。⑥ Goldmann 压平眼压计、前房角镜及三面镜的消毒:对于一般患者,在使用 Goldmann 压平眼压计的测压头、前房角镜、

三面镜及相关的眼部接触性检查器具前后,流动水下面冲
洗,冲完后 75% 乙醇消毒。⑦怀疑已被传染病患者使用或当
地有传染病流行疫情时,应当首先清洗器具,再以 75% 乙醇
仔细擦拭后方可使用。⑧直接检眼镜检查后:75% 乙醇棉球
擦拭整个检眼镜、手消毒。⑨裂隙灯前置镜使用后:75% 乙
醇擦拭裂隙灯相关部位及前置镜、手消毒。⑩非接触眼压计
每次测量后应用 75% 乙醇擦拭测量口表面及患者接触区。

▶ 78. 患者在血透过程中出现发热时如何处理?

条件允许,血透室建议设置单人隔离间;在患者透析期
间至少检测两次体温,病情允许要求患者全程佩戴口罩,如
患者出现发热,在未明确病因前应将患者转入单人单间进行
隔离,医护人员按接触疑似病例进行相应的防护。同时尽快
复查患者血常规、胸部影像学(首选胸部 CT)、新型冠状病毒
核酸检测(呼吸道标本)等检查,综合分析患者的临床资料判
断发热病因,及时请相关专科或医院专家组会诊,以尽早明
确发热原因及是否为新型冠状病毒感染,专家会诊意见不能
排除时即转感染科(或定点医院)隔离病房隔离诊治。

▶ 79. 康复科复用设备或物品的清洁消毒?

康复医学科器械种类繁多,有些器械构造复杂,带有孔
隙与管腔,其间污染的有机物很难清洗消毒,容易造成清洁
消毒不彻底;此外,多人共用后污染严重,可导致患者之间的
交叉感染。在诊疗过程中,各种器械或物品直接或间接接触
病人的呼吸道分泌物、血液或其他体液等,可成为新冠病毒

肺炎等多种传染性疾病的潜在重要途径。

所有康复医学诊疗设备或物品应遵循产品说明书的要求和厂商的建议，根据其不同材质选择合适的消毒剂及消毒方法。在说明书未提及或与说明书建议不冲突前提下，可采用有效的物理或化学消毒方式对新冠病毒等病原体可能污染的医学诊疗设备或物品进行清洁消毒，一般要求如下：

（1）直接接触患者的康复医学诊疗设备或物品，应"一人一用一清洗一消毒"。

（2）有可能产生皮肤微创损伤的针刀具、刮痧器具等诊疗器具应"一人一用一灭菌或一更换"或一次性使用。

（3）耐腐蚀的诊疗设备或物品的表面可采用含氯消毒剂、过氧乙酸等擦拭消毒；不耐腐蚀的可采用 75% 乙醇或双链季铵盐消毒剂擦拭消毒；如有特殊易损或难以消毒处理的诊疗设备或物品，既未能获取其可靠消毒方式的信息，又无既往清洁消毒经验可供借鉴，只能清洁为主或在每次使用后更换并覆盖一层保护膜再进行有效消毒，以避免交叉感染。

▶ 80. 定点医院确诊或疑似新冠病毒感染孕产妇如何减少交叉感染？

确诊或疑似感染的孕产妇应单独隔离，有条件应即刻收到负压隔离病房，在隔离分娩室分娩，严格做好防护。

确诊或疑似感染的孕产妇是否终止妊娠，取决于母体的疾病状况、孕周、胎儿的宫内情况。分娩过程中加强监护，谢绝家属陪护，医护人员严格按照确诊新冠肺炎病人的处理做好防护。

确诊或疑似感染的产妇应与新生儿暂时隔离,隔离期间拒绝探视,暂停母乳喂养。

▶ 81. 定点医院确诊或疑似新冠病毒感染产妇分娩的新生儿隔离标准是什么?

确诊或疑似新冠病毒感染产妇分娩的新生儿,经新生儿科评估一般情况良好的,转入新生儿隔离观察病区:①疑似感染产妇连续 2 次核酸检测阴性的,新生儿可转出隔离观察病区,实施母婴同室或居家护理;②确诊感染产妇分娩的新生儿,应当在隔离观察病区观察至少 14 天。

确诊或疑似新冠病毒感染产妇分娩的新生儿如出现反应欠佳、呼吸困难、发热或有其他重症临床表现的,应当及时转入新生儿救治能力强的定点医院。

产妇为疑似病例、确诊病例和确诊后未痊愈者,暂停母乳喂养。

▶ 82. 定点医院新冠肺炎确诊产妇的新生儿如何隔离?

产科与新生儿科保持沟通。产前应及时通知新生儿科,告知高危孕妇信息,准备两个房间:一个用于产妇分娩,一个用于新生儿处置(若无条件,则产床与新生儿救护设备间距应 >3 米),新生儿科医师严格按照标准预防原则防护。

新生儿娩出后应尽早断脐,然后立即转移至新生儿处置间或距离产妇 3 米外的辐射抢救台上,减少与母体的密切接触。从产房或手术室往新生儿隔离病房转运时,应使用暖箱,把新生儿转入新生儿科隔离病房观察或治疗。禁止家属探视。

　　新生儿隔离病房的医护人员应整合诊疗操作,减少接触患儿次数,进入隔离病房前严格洗手,穿隔离衣和戴手套。如果新生儿有呼吸道症状,医护人员应戴医用防护口罩,进行吸痰等操作时佩戴护目镜。

第七章　个人防护

▶ 83. 突发传染病公共卫生事件的应急个人防护用品有哪些？如何进行有效管理？

针对传染性疾病的医用个人防护用品（PPE）通常包括外科口罩、医用防护口罩、乳胶检查手套、护目镜、防护面罩／防护面屏、隔离衣、医用防护服等。

个人防护用品应纳入医院物资储备的台账管理体系，进行动态管理和质量控制，以确保库存个人防护用品数量能够及时满足临床防控工作的需要。物资采购质量得到有效控制，出入库流程规范，申领使用合理，并避免个人防护物资浪费、积压或过期产生损失。

个人防护用品储备基数应根据所在医院疫情防控工作需求，以实际参加疫情防治工作的人员数量为主要依据拟定储备量，确保满足 2~4 周以上的消耗需求。对于日常诊疗工作中较少使用的个人防护用品，如医用防护服等，可考虑以日常 2 年左右的消耗量为依据进行储备，并进行不断储备更新和补充,避免过期浪费或储备不足。此外,还应建立多个稳定的采购渠道,以确保应急使用时能得到及时补充。

▶ 84. 个人防护用品选用原则?

医务人员应按照接触病人时感染的风险程度、疾病传播方式,分岗位、分区域、分操作在标准预防的基础上分别选用相应的个人防护用品。所有的个人防护用品都尽量选择一次性使用产品。

▶ 85. 医用防护口罩不足时可以选用其他口罩吗?

医用防护口罩短缺时,可选用自吸过滤式呼吸器(全面型或半面型)配防颗粒物的滤棉,动力送风过滤式呼吸器的防护效果更佳。可考虑使用符合 N95/KN95 及以上标准颗粒物防护口罩替代,但在有液体喷溅的时候需外加医用外科口罩或面屏,这种替代使用组合会增加通气阻力,或会增加使用者的呼吸负担,且密闭性暂未有专业检测研究,仍存在一定风险。

▶ 86. 常见的医用防护口罩标准有哪些?

中国医用防护口罩:符合中国 GB19083—2010 标准,常见的医用防护口罩是 1 级,对非油性颗粒物过滤效率≥95%。

美国医用防护口罩:需要美国 NIOSH 认证及美国 FDA 注册,在两家机构的数据库可查询。常见的医用防护口罩是 N95,对非油性颗粒物过滤效率≥95%。

　　欧盟医用防护口罩：符合欧盟 CE 认证与 EN149 检测，常见的医用防护口罩级别是 FFP2，低过滤效果 ≥ 94%。

▶ 87. N95 口罩有哪些类型？有什么区别？

　　口罩字母代表不同国家标准。口罩的 N 系列是美国 NIOSH 标准认证，KN 系列是中国 GB2626—2006 标准。"95" 是指非油性颗粒物过滤效果大于等于 95%。N95 口罩有不同的型号，分别用于工业或医用的场合。

　　用于工业或医用场合的 N95 口罩主要有以下区别：

　　（1）防护标准不同：①在工业场合中使用的 N95 口罩是工业防尘口罩的其中一种，要符合 GB2626—2006《呼吸防护用品自吸过滤式防颗粒物呼吸器》的规定，主要用于煤矿业、石油加工、采矿业等；②在医用场合中使用的 N95 口罩是医用防护口罩的其中一种，要符合 GB19083—2010《医用防护口罩技术要求》的规定，主要用在防疫站、医院、疾病预防控制中心等。

　　（2）防护效果不同：工业防尘口罩能阻隔粉尘，对病毒有一定的阻隔效果，而医用防护口罩不仅能过滤细小颗粒粉尘，还有很好的防护病毒效果。

　　（3）使用材质不同：医用防护口罩加了疏水防护层，是为了阻断轻微的液体或血液的飞溅和渗透，而工业防尘口罩没有这层疏水防护层。

▶ 88. 使用不适合面型的 N95 口罩有防控效果吗？

　　N95 口罩与人体面型是否密合，直接影响防护效果。如

果密合性不好,那么就没有起到防护作用。口罩的防护效果 =
滤材的过滤等级 × 与面型的密合度。

按规范要求佩戴口罩时,口罩应覆盖被佩戴者的口鼻
部,应有良好的面部密合性。佩戴者面型小防护口罩大,不能
良好的贴合面部,佩戴者面型大防护口罩小,口罩罩不到下
颌,作业活动过程中进行转头、说话等动作时暴露口鼻,均会
影响 N95 与面部的密合性。

目前口罩生产厂家针对不同人群的面型大小推出了多
种口罩型号,我们应该根据自己的面型,选择适合的口罩型
号,保证有效防护。

89. 为什么医用防护口罩要进行密闭性检测?

因为口罩的防护效果 = 滤材的过滤等级 × 与面型的密
合度;医用防护口罩与人体面型不密合,会导致细菌、病毒等
直接侵入呼吸道,影响防护效果,所以使用医用防护口罩前
必须进行密闭性检测,检测合格方能达到防护效果。

90. 如何对医用防护口罩的闭合性进行常规自行检测?

检查医用防护口罩的密闭性有以下两种方式,常规自行
检验和借助检验设备检验,常规自行检验方法如下:

先将双手完全盖住口罩,然后快速呼气,应感觉口罩稍
微隆起。若有空气从鼻夹处泄漏,应重新调整口罩位置,调
整鼻夹,改善与脸部的贴合程度;若有空气从口罩四周泄漏,
应调整头带的位置,如果调整后仍有泄漏,应调整到不漏气
为止。

注意:使用口罩时除了检查它的贴合性和泄漏性,男性需要注意,尽量刮净胡须,确保口罩能够与脸部密合,络腮胡、短毛茬或长胡须,以及垫在口罩密封垫和脸部之间的任何东西,都会使口罩出现泄漏。如果使用过程中有明显感觉呼吸阻力增加时,建议更换口罩。

▶ 91. 如何借助检验设备进行医用防护口罩的闭合性定性检测?

借助检验设备检验医用防护口罩闭合性方法如下:

(1)准备检验设备:包括头罩,头罩领圈,1号、2号喷雾器,喷雾器喷嘴备件,1号敏感性检验试剂,2号适合性检验试剂。

(2)进行敏感性检验:目的是确定被检验者是否能感觉所使用的试剂。注意在检验前15分钟,受试者不得进食(水除外)或嚼口香糖。

方法:不戴口罩直接戴上头罩,将头罩调整至距离受试者脸部与头罩视窗之间10余厘米位置。要求受试者张嘴呼吸,并将舌头适当伸出。使用1号敏感性检验试剂进行喷雾。

评价:检测过程中询问受试者是否有苦味感觉,若有感觉,记录喷次。若没有感觉,再喷10次,直至观察受试者有感觉并记录喷次。若30次喷雾后仍没有感觉,检验结束,说明该受试者应选择其他适合性检验方法。

(3)进行适合性检验:

方法:受试者戴上医用防护口罩,根据医用防护口罩使用说明做面部密合性检验,确保密合。戴上工作中需要的、并有可能影响医用防护口罩密合的其他安全设备。戴上头罩，要求受试者张嘴呼吸，舌头适当伸出。使用 2 号喷雾器，按固定频次喷雾，为维持头罩内气溶胶浓度，隔段时间再喷开始喷雾次数的一半次数。喷雾后，要求受试者在固定时间做指定动作。

评价：在受试过程中，只要受试者感觉到苦味，说明医用防护口罩与面部密合不好，停止适合性检验，受试者等候 15 分钟，重复做敏感性实验；在受试者重新调整所佩戴的医用防护口罩后，重复适合性检验。若再次感觉苦味，说明受试者需要其他型号或设计的医用防护口罩；若受试者始终没有感觉有苦味，说明医用防护口罩与受试者脸部适合，可以佩戴这款医用防护口罩。

▶ 92. 普通级医用口罩是外科口罩吗？有何区别？

不是。普通级的医用口罩名称较多，医用护理口罩、一次性医用口罩都属于此类。名称上没有"防护""外科"字样的医用口罩，均是普通级别的医用口罩。医用护理口罩属于一次性医用口罩。

普通级医用口罩一般共三层：外层为无纺布材料，没有防水层，血液、体液容易渗透。中间过滤层材质应符合细菌过滤效率 ≥ 95%，非油性颗粒过滤效率等标准则无要求。内层为卫生纱布或无纺布，是吸湿层，可以吸收佩戴者呼出的潮气。口罩材质没有阻燃性。能适用于中、低风险地区公众佩戴。

医用外科口罩一般共三层：外层为纺粘无纺布材料，外层材质可防止工作中的血液、体液等的喷溅。中间过滤层为熔喷布,过滤材质应符合细菌过滤率≥95%、非油性颗粒过滤率≥30%。内层为卫生纱布或无纺布,是吸湿层,可以吸收佩戴者呼出的潮气。口罩材质有阻燃性。能适用于外科手术、无菌操作等医护人员佩戴。

▶ 93. 导诊台、药房、收费挂号等窗口部门工作人员是否必须戴外科口罩?

新冠肺炎传染源主要是新型冠状病毒感染的患者,无症状感染者也可能成为传染源。导诊台、药房、收费挂号等窗口部门工作人员有可能存在与患者近距离接触的可能性,窗口部门人员也应根据不同区域、不同工作岗位、暴露的风险而采取不同的防护。

(1)发热门诊所属导诊台、药房、收费、出入院手续办理等窗口工作人员,此类岗位有接触发热患者的可能,应采取标准防护,戴医用外科口罩,必要时佩戴医用防护口罩。该区域的药房、收费窗口如条件允许可设玻璃隔断作为物理屏障,进一步降低暴露风险。

(2)普通门诊或住院部的窗口部门工作人员应佩戴医用外科口罩。

(3)窗口部门工作人员在办公室内不接触患者时,岗位风险较低,可戴一次性医用口罩。

▶ 94. 经高温消毒后的口罩可以重复使用吗?

目前各种市售口罩和医用外科口罩、医用防护口罩均未做过耐高温、耐化学消毒剂的阻隔过滤性能测试,口罩的核心结构——熔喷层(过滤层)材料为高熔融指数的聚丙烯,其材料结构理论上易受高温和有机化学消毒剂如乙醇、异丙醇等的影响,因此不建议医护人员重复使用经高温或乙醇喷洒消毒处理的口罩。

▶ 95. 什么时候需要戴护目镜或防护面屏?

护目镜和防护面罩(防护面屏)主要用于防止患者的血液、体液等具有感染性物质喷溅到人体眼部和其他面部。按照相关文件指引要求或临床评估需加强眼和/或面部防护时应戴护目镜和/或防护面屏,例如:

(1)评估诊疗、护理操作可能发生患者血液、体液、分泌物等喷溅时。

(2)近距离接触经飞沫传播的传染病患者时。

(3)为确诊或疑似呼吸道传染病患者实施可能产生气溶胶的操作(如采集呼吸道标本、气管插管、无创通气、吸痰、气管切开、心肺复苏、插管前手动通气和支气管镜检查,以及使用锯、钻、离心设备等)时。

(4)新冠肺炎隔离留观病区(房)、隔离病区(房)和隔离重症监护病区(房)等区域。

▶ 96. 一次性使用的护目镜在供给不足的紧急情况下,可以重复使用吗?

一次性使用的护目镜一般应按使用说明使用,不建议重复使用,医疗机构应储备充足的可重复使用的护目镜。

▶ 97. 可重复使用的护目镜在清洁消毒时有哪些注意事项？

处理可重复使用的护目镜时,应在去除明显的污迹后,用 1 000~2 000mg/L 含氯消毒剂浸泡消毒 30 分钟,清水冲洗残留消毒剂,干燥保存备用。

使用可重复使用的护目镜前应检查有无破损、松解,如已出现裂纹、绑带松脱或其他可能影响护目镜防护效果的情况时应停止使用并废弃。

▶ 98. 什么情况下使用全面型呼吸器、动力送风呼吸器？使用时的注意事项有哪些？

以下情况可使用全面型呼吸器、动力送风呼吸器:①为甲类传染病、新发再发传染病或原因不明的传染病患者进行气管切开、气管插管、吸痰等可能发生喷溅操作时的医务人员使用;②为传染病患者进行尸体解剖、搬运患者尸体的工作人员;③进行容易产生大量气溶胶操作时的医务人员使用,如:实验室离心操作人员等。

全面型呼吸器、动力送风呼吸器,有较多型号,不同厂家、不同机型的名称及配件略有差异,基本是由充电器、电池、测压器、呼吸管、预过滤棉、外配件、过滤元件、腰带、主机、头罩组成。

(1)使用前注意事项

1)检查所有部件外观是否良好,电池电量是否充足,将各配件紧密正确连接。

2)需要强调的是初次使用的全面型呼吸器、动力送风呼吸器需要做校正后使用,建议定期校正或根据厂家产品说明书要求执行。

3)使用测压器(说明书中有相应的指示标准)进行检测,运作状态指示灯显示正常方可使用。

4)开机状态、检测运作状态正常,配合医务人员将主机挂在腰间,调节腰带松紧度,按照头罩的使用说明调节头罩,保证头套舒适密闭后再进入工作区域。

(2)使用中注意事项

1)为了方便操作,全面型呼吸器、动力送风呼吸器的主机都是放在腰部,不方便工作人员自我观察,往往都是出现不适或听到报警声才去留意,当戴全面型呼吸器、动力送风呼吸器后又穿隔离衣的时候需要注意,隔离衣有可能会遮挡住主机影响送风量。

2)工作区域防止呼吸管卷绕在突出的物体上。

3)当出现进入头罩的气流减少或停止,呼吸变得困难,闻到有刺激性味道等不适的情况,立刻离开污染区,查找原因:①当机器出现任何报警均需要离开污染区;②根据产品说明书的详细内容处理报警问题;③工作完毕,先撤出污染区域,将头罩从头上摘下(建议有人协助完成),然后关闭电源,解开腰带。

(3)物品清洁消毒

1)遵循产品说明书对消毒产品的耐受性要求执行。

2)一次性头罩一次性使用。

3)可复用头罩、腰带、呼吸管、电池、主机等根据接触的不同污染物评估使用不同的消毒产品,如含氯消毒液或次氯酸钠等擦拭或浸泡,清洗消毒后晾干备用。

4)电池、主机在清洗消毒时需要注意禁止将液体进入壳体区域,保持干燥备用。

5)预过滤棉不可清洗,可根据产品说明书或具体的使用情况确定更换频次。

99. 医用防护服不足时,如何做好防护?

医院应当根据诊疗需要合理排班,减少防护用品的耗量。

当一次性无菌医用防护服供给不足时,可使用紧急医用物资防护服,但疫情期间紧急医用物资防护服应由指定的定点生产企业生产。

当国内一次性无菌医用防护服供给不足时,可使用在境外上市符合日本标准、美国标准、欧盟标准等标准的一次性无菌医用防护服,如液体阻隔等级在2级以上并取得欧盟CE认证防护服、液体致密型防护服(Type3)、标准喷雾致密型防护服(Type4)、防固态颗粒物防护服(Type5)。

但需要注意的是,紧急医用物资防护服仅用于隔离留观病区(房)、隔离病区(房),不能用于隔离重症监护病区(房)等有严格微生物指标控制的场所。

当紧急医用防护服也不足时,可考虑内穿化学防护服加外穿一次性雨衣作为紧急替代方法。

100. 如何判断医用防护服是否合格?

医疗机构选择医用防护服时,应进行严格准入把关,确保准入的医用防护服符合国家有关标准要求,并有正式检测机构检验报告。从备选的医用防护服中随机抽取样品进行外观、表面抗湿性、抗拉伸性能、结合部位是否严密、穿脱是否方便、是否符合产品说明书或检验报告的描述等方面进行评价,择优引进。防护服应在有效期内使用,使用前对防护服的外观再次进行检查。

防护服外观要求:①防护服应干燥、清洁、无霉斑,表面不允许有粘连、裂缝、孔洞等缺陷。②防护服连接部位可采用针缝、黏合或热合等加工方式。针缝的针眼应密封处理,针距每3厘米应为8~14针,线迹应均匀、平直,不得有跳针。黏合或热合等加工处理后的部位,应平整、密封、无气泡。③装有拉链的防护服拉链不能外露,拉头应能直锁。

▶ 101. 穿脱防护服时有哪些注意要点?

在指定区域严格按照防护服穿脱流程进行穿脱,穿脱全过程严格执行手卫生。穿脱每一个步骤要严格、认真、细致,不能污染到自己。手套和防护服脱下后应当内表面朝外,将外表面和污染面包裹在里面,避免污染物接触到人体和环境。脱下的防护用品要集中处理,避免在此过程中扩大污染。

▶ 102. 患者须紧急手术,但核酸检查结果未出,医务人员 如何做好防护?

按照处理疑似病例的标准进行防护。建议开展精准防控,综合风险评估后进行分类分级管理,具体如下:

(1)针对无流行病学史,无相关临床症状,且相关检查检验结果正常的患者:在正常手术室着装基础上,加戴医用防护口罩,根据预防标准必要时戴护目镜或防护面屏。

(2)针对有流行病学史的患者:在正常手术室着装基础上,手术衣内加穿医用防护服,穿鞋套,戴医用防护口罩,戴护目镜或防护面屏。

(3)针对入院时昏迷和/或生命体征不稳定需要紧急抢救,或无法调查和确认流行病学史的患者:同第(2)点。

▶ 103. 什么情况下医务人员须及时更换防护服?

医务人员接触多个同类传染病患者时,防护服可连续应用。接触疑似患者,防护服应每个患者之间更换。防护服被患者血液、体液、污染物污染或防护服破损时,应及时更换。

▶ 104. 防护服使用时的注意事项有哪些?

(1)穿防护服前应去除身上的尖锐物,以免在工作中造成防护服的损坏。

(2)穿着前要确认防护服的尺码是否适合,一般选择比自己日常衣服大一码的防护服,太大或太小都会造成工作过程中行动不便或意外挂坏、撕裂。

(3)检查防护服的整体完整性,如缝线处有无开裂等,有破损立即弃用。

(4)在穿好防护服之后,可通过上举双臂、弯腰、下蹲等动作,评估所选防护服是否合适,确保合适后方可进入隔离区。

(5)工作中关注防护服的完整性,及时发现开裂与破损。

▶ 105. 当工作中发生防护服破损时,该怎么办?

医务人员按正确流程穿着防护服前应内穿工作服,工作服须覆盖躯干四肢。当操作过程中发生防护服破损后,应尽快撤离隔离区,更换全套防护用品。处理流程如下:发现防护服破损→告知同班人员→迅速撤离隔离区→按流程脱摘防护用品→脱工作服→沐浴更衣→根据工作需要重新穿戴防护用品后入隔离区。

▶ 106. 如何避免手套破损?

(1)戴手套前应修剪指甲,可在个人防护用品室放置指甲剪,以备工作人员及时修剪指甲,指甲剪一用一消毒。

(2)选择型号合适的手套,检查手套的完整性,有破损则立即弃用,戴手套时,尽量避免过度牵拉。

(3)严格按照各项操作规范进行操作,避免直接接触尖锐物尖端,操作完毕,注射器针头、采血针等锐器应直接放入锐器盒内,避免二次清理。

(4)工作人员应熟知血源性传播疾病职业暴露处理流程,工作中随时检查手套的完整性。

▶ 107. 当工作中发生手套破损时,该怎么办?

手套破损有外层手套破损、双层手套破损、手套破损且有皮肤损伤三种情况,发现手套破损后,先评估属于哪种情况再决定处理流程。

（1）外层手套破损：发现手套破损→在相应区域实施手卫生→脱外层手套→手卫生→重新戴外层手套→进入隔离区。

（2）双层手套破损：发现手套破损→在相应区域实施手卫生→脱外层手套→手卫生→脱内层手套→手卫生→重新戴双层手套→进入隔离区。

（3）手套破损且有皮肤损伤：发现手套破损且有皮肤损伤→在相应区域的缓冲间实施手卫生→脱外层手套→手卫生→脱内层手套→伤口局部清洗、消毒、包扎（伤口轻轻由近心端向远心端挤压，尽可能挤出损伤处的血液，再用肥皂水和流动水进行冲洗，用75%乙醇或者0.5%碘伏进行消毒，并包扎伤口）→重新戴双层手套→按流程脱摘防护用品→脱工作服→沐浴更衣→接受专业评估与指导→预防用药（必要时）→登记、上报、追踪随访。

▶ 108. 如何避免护目镜起雾?

（1）根据自己的面型大小选择合适的口罩，正确佩戴医用防护口罩，注意检查口罩的气密性。

（2）建议选用有防雾功能的护目镜。

（3）戴护目镜前，做好防雾处理，可取适量洗洁精或碘伏用纱布均匀涂抹于镜片表面，静置晾干备用，佩戴护目镜前，用纱布将先前涂抹好并已经变干的洗洁精擦拭即可。

（4）正确佩戴护目镜，拉紧护目镜橡皮固定好，避免大力呼气导致漏气到护目镜起雾。

（5）若室温低所致，可以用暖炉、空调等提高室温。

▶ 109. 当工作中发生护目镜起雾时,该怎么办?

当护目镜上的水雾影响视线而影响临床工作时,应当更换护目镜。处理流程如下:护目镜起雾影响临床工作时→在相应区域的缓冲间实施手卫生→脱外层手套→手卫生→取下护目镜→手卫生→戴外层手套→戴护目镜→进入隔离区。

▶ 110. 如何避免医用防护口罩或护目镜松脱?

(1)戴口罩前一定要检查口罩或护目镜的完整性以及松紧带的质量,有异常立即弃用。

(2)正确佩戴医用防护口罩,在口罩型号不充足的情况下,用调整松紧带弥补,每次佩戴后应做气密性检查。

(3)正确佩戴护目镜,调整护目镜松紧带,直至已经牢固。

▶ 111. 当工作中发生医用防护口罩或护目镜松脱时,该怎么办?

当医用防护口罩松脱或护目镜松脱时,应当立即更换。处理流程如下:

(1)医用防护口罩松脱→告知同班人员→离开隔离区→更换手套后摘掉防护服帽子→手卫生→摘医用防护口罩→手卫生→戴新医用防护口罩→按流程脱摘防护用品→脱工作服→根据工作需要重新穿戴防护用品后进入隔离区。

(2)护目镜松脱→在相应区域实施手卫生→脱外层手套→手卫生→取下护目镜→手卫生→戴外层手套→戴护目

镜→进入隔离区。

▶ **112. 如果发生新冠病毒职业暴露,应该如何处理?**

应急处理暴露部位后,立即报告医院感染管理部门,必要时提请院内专家组进行会诊,明确是否暴露及进一步的处理措施。确定暴露者应按照密切接触者进行隔离、医学观察,行核酸检测,并每日两次监测体温。一旦出现发热、乏力等不适时,立即接受排查,一旦确诊及时治疗。

▶ **113. 如果发生新冠病毒职业暴露,是否有预防药物?**

否,目前暂无预防性使用药物和血清抗体阻断发病。

第八章 清洁消毒

▶ **114. 医院清洁消毒的主要原则有哪些?**

（1）应做好预防性消毒。增加医院人流密集场所的物体表面消毒频次,加强高频接触的门把手、电梯按钮等清洁消毒,做好医疗废物、污水的收集和无害化处理,加强手卫生、咳嗽礼仪的健康教育和提示。

（2）加强发热门诊、隔离病区、病例留滞场所和转运车辆等的随时消毒和终末消毒。

（3）采取科学消毒措施,避免过度消毒:①不对室外环境开展大规模的消毒;②不对外环境进行空气消毒;③不直接使用消毒剂(粉)对人员全身进行喷洒消毒;④不对水塘、人工湖等环境中投加消毒剂(粉);⑤不在室内有人的情况下对室内空气使用化学消毒剂消毒。

▶ **115. 如何做好普通门诊的清洁消毒工作?**

(1) 空气消毒:能开窗的室内环境应每日开窗通风,加强空气流通;不能开窗通风的应加大新风量,无人时使用紫外线灯照射消毒,每次照射消毒 60 分钟以上。

(2) 环境物体表面消毒:医务人员办公区、更衣室、休息室等区域,以及诊疗区域的高频接触物表,如鼠标、键盘、开关按钮、门把手、办公桌面、床头柜、床架、接诊和候诊座椅、水龙头等,以及诊室与候诊区的地面,每天用 500mg/L 的含氯消毒液擦拭至少 2 次,消毒作用 30 分钟后,清水擦拭干净。公共区域电梯按钮、扶手等经常接触的物体表面,每日用 500mg/L 的含氯消毒液定时擦拭清洁消毒 4~6 次。卫生间配置洗手液和一次性擦手纸,用 2 000mg/L 的含氯消毒液擦拭台面、坐便器、洗手池等,每天 2 次。清洁工具分区使用,实行颜色标记或区分,禁止交叉使用,每次使用后用 500mg/L 含氯消毒液浸泡消毒 30 分钟,清水冲洗干净,晾干备用。

(3) 常用诊疗用品消毒:与病人皮肤直接接触的床单一人一用一更换;听诊器、血压计一人一用一消毒;床边 X 线、床边 B 超、床边心电图、CRRT 等设备及其导线每次使用后用中高效消毒湿巾擦拭消毒 2 遍;不耐腐蚀的设备如 B 超探头等重复使用时应外加防污染保护膜包裹,去除保护膜后用指定成分的消毒产品擦拭消毒。

▶ 116. 新冠病毒感染者隔离点或隔离病房如何进行终末消毒？

（1）终末消毒需由经过专业培训的人员进行。消毒前应穿戴好隔离衣、帽、口罩、手套，备好防护用具，进行现场观察，了解污染情况，划分清洁区和污染区，禁止无关人员进入消毒区内，并按面积或体积、物品多少计算所配制的消毒药物量，并注意所用药物有效成分含量，保证配制药物的有效浓度。

（2）空气消毒前关闭门窗，室内空气应该采用 0.2%~0.5% 的过氧乙酸或 3% 过氧化氢，按 8~10ml/m³ 的量，使用气溶胶喷雾的方法进行空气消毒，作用 1 小时后进行通风换气。

（3）物体表面、地面、墙壁等使用 1 000mg/L 含氯消毒液擦拭或喷洒消毒 2 遍，至少作用 30 分钟，清水擦拭干净。

（4）衣服、被褥等在收集时避免产生气溶胶，对于重度污染的织物，如果不能实现绝对安全地清洗和消毒，建议按医疗废物集中处理。若需重复使用，可选择煮沸消毒 30 分钟，也可使用 500mg/L 含氯消毒液，浸泡消毒 30 分钟后常规清洗。

（5）各种分泌物、呕吐物和排泄物可在用蘸取含 5 000~10 000mg/L 有效氯消毒液的吸湿材料覆盖并小心清除后，按医疗废物处理。清除肉眼可见的污染物后，用含 5 000~10 000mg/L 有效氯消毒液对污染的环境物体表面进行消毒处理 30 分钟，然后清洁干净。盛放污染物的容器可用有效氯 5 000mg/L 含氯消毒剂进行浸泡消毒 30 分钟后清洗干净。

(6)生活用品、用具使用 1 000mg/L 含氯消毒液进行浸泡、喷洒或擦洗消毒,作用 30 分钟后清水擦拭干净。

(7)生活垃圾采用三层黄色胶袋封装,按医疗废物进行处理。

(8)终末消毒完毕后,应将所有的消毒工具进行消毒清洗,然后依次脱下隔离衣、帽、口罩(或其他防护用具),衣服叠好,使脏的一面卷在里面,放入消毒专用袋中带回彻底消毒。

▶ 117. 医学诊疗设备及放射防护用品应该如何进行消毒?

所有医学诊疗设备及放射防护用品应遵循产品说明书的要求和厂商的建议,根据其不同材质选择合适的消毒剂及消毒方法。在说明书未提及或与说明书建议不冲突前提下,可采用如下消毒方式对新冠病毒可能污染的医学诊疗设备及放射防护用品进行消毒:

(1)床边 X 线、床边 B 超、床边心电图、CRRT 等耐腐蚀的仪器表面,每日操作完毕后及每位感染性疾病患者使用后,应对设备表面使用 75% 乙醇或 500mg/L(隔离区域用 1 000mg/L)含氯消毒液擦拭消毒。不耐腐蚀的屏幕、按键等可采用 75% 乙醇或双链季铵盐消毒剂擦拭消毒。B 超探头应外加防污染保护膜包裹,去除保护膜后用双链季铵盐消毒剂擦拭消毒。

(2)心电图导联:每日操作完毕后、感染性疾病患者使用后用 75% 乙醇或双链季铵盐消毒剂擦拭消毒后方可用于下一病人。

(3)动态心电图机盒套每位患者使用后用 75% 乙醇或中高效消毒湿巾擦拭消毒,定期使用浓度 500mg/L 含氯消毒液浸泡30分钟,然后清水冲洗干净、晾干备用,消毒剂配制方法正确;导联线用75%乙醇或双链季铵盐消毒剂擦拭消毒。

(4)使用后的铅衣每次用中高效消毒湿巾擦拭消毒,并记录消毒时间、执行人。

(5)对于特殊易损医学诊疗设备或其部件未能获取其可靠消毒方式,无既往清洁消毒经验可供借鉴,只能清洁为主或在每次使用后更换并覆盖一层保护膜再进行有效消毒,以避免交叉感染。

▶ 118. 新冠肺炎患者手术后,层流手术室应该如何消毒和维护?

新冠肺炎患者应尽量安排在负压手术室,不要在层流手术室。万一已使用层流手术室,应立即暂停使用层流装置,手术结束后按照新冠肺炎的要求做好终末消毒。终末消毒时保洁人员和层流设备维护人员应注意做好个人防护。

终末消毒内容主要包括:

(1)空气处理:在无人条件下可选择过氧乙酸、二氧化氯、过氧化氢等消毒剂,采用超低容量喷雾法进行密闭消毒60分钟,也可采用紫外线消毒,并适当延长照射时间到1小时以上。

(2)物体表面处理:包括墙壁、高空处等所有物面。有肉眼可见污染物时,应先完全清除污染物再消毒;无肉眼可见污染物时,用1 000mg/L的含氯消毒液作用30分钟或50~100mg/L的二氧化氯作用10~15分钟擦拭或喷洒消毒。地面消毒用1 000mg/L的含氯消毒液或50~100mg/L的二氧化氯,先由外向内喷洒一次,喷药量为100~300ml/m²,待室内消毒完毕后,再由内向外重复喷洒一次,消毒作用时间应不少于 30 分钟。

(3)空气净化系统的处理:由医院相关部门根据空气净化系统结构进行及时的终末处理(更换回风过滤网及送风高效过滤器)。

▶ 119. 确诊或疑似新冠肺炎患者的衣物、床上用品等织物该如何处置?

(1)用双层黄色胶袋封装好病人的病人服、隔离衣、被套,在收集时应避免抖动产生气溶胶,外贴标签注明"新冠肺炎"。

(2)封装好的污衣、被套放入污衣袋内,密闭袋口,按医疗废物集中处理。无肉眼可见污染物时,若需重复使用,可用蒸汽或煮沸消毒 30 分钟;或先用 500mg/L 的含氯消毒液浸泡 30 分钟,然后按常规清洗;也可采用水溶性包装袋盛装后直接投入洗衣机中,同时进行洗涤消毒 30 分钟,并保持 500mg/L 的有效氯含量;贵重衣物可选用环氧乙烷方法进行消毒处理。

(3)可耐受消毒剂擦拭的床垫、枕芯使用 1 000mg/L 的含氯消毒液擦拭消毒;不能擦拭或不能耐受消毒剂浸泡的被褥、床垫、枕芯可使用床单位臭氧消毒机充分消毒。

(4)转运污织物的保洁人员或被服房的工作人员应按要求做好防护,穿戴医用外科口罩、工作服、一次性工作帽、一次性手套和长袖加厚橡胶手套、工作鞋或胶靴、防水围裙或防水隔离衣等,必要时佩戴医用防护口罩或防护面屏,运送工具每次使用后采用 1 000mg/L 含氯消毒剂擦拭消毒 2 次。

120. 可重复使用的面屏、护目镜等仅用 75% 乙醇喷洒消毒可以吗?

75% 乙醇可以有效灭活新型冠状病毒,但喷洒或擦拭的方式难免存在物表清洁消毒不彻底的情况,宜选择浸泡消毒的方法。处理重复使用的面屏或护目镜时,应在去除明显的污迹后,用 1 000~2 000mg/L 含氯消毒剂浸泡消毒 30 分钟,清水冲洗残留消毒剂,干燥保存。

121. 医疗机构室内可采取何种方式进行空气净化或消毒?

医疗机构建筑内部可采取如下方式进行空气净化或消毒:

(1)有人情况下可选用下列方法:①普通诊室或病房首选开窗自然通风,自然通风不良处宜采取机械通风;②持续开启有消毒净化装置的集中空调通风系统;③持续开启循环风紫外线空气消毒器或静电吸附式空气消毒器或其他获得卫生主管部门消毒产品卫生许可批件的空气消毒器;④层流空气洁净技术;⑤获得卫生主管部门消毒产品卫生许可批件、对人体健康无损害的其他空气消毒产品。

(2)无人情况下除上述方法外,还可选用下列方法:①紫外线灯照射消毒;②超低容量喷雾消毒的消毒剂(过氧乙酸、二氧化氯、过氧化氢等)进行空气喷雾消毒化学消毒。

(3)收治新冠肺炎确诊或疑似患者所处的场所可采取以下方法:①受客观条件限制的医院可采用通风,包括自然通风和机械通风,宜采用机械排风;②负压隔离病房;③安装空气净化消毒装置的集中空调通风系统;④使用其他获得卫生主管部门消毒产品卫生许可批件的空气净化设备,其操作方法、注意事项等应遵循产品的使用说明。

▶ 122. 空气消毒机对人体健康有无损害?

空气消毒机一般都是适用于有人状态下的室内空气消毒,对人体无害或在人体安全接受范围内。空气消毒机安装使用前应关注其卫生主管部门消毒产品卫生许可批件批准的产品使用说明,在规定的空间内正确安装使用。

▶ 123. 目前医院中央(集中)空调系统主要有哪几种类型? 各类型中央空调系统的工作原理是什么?

目前国内医院中央空调系统主要类型有全空气系统、风机盘管加新风系统和无新风的风机盘管系统(类似于家庭分体式空调)等,作用原理及特点分别如下:

(1)全空气系统:指完全由空气来承担房间冷热负荷的系统。该系统通过位于空调机房内的空气处理系统来实现对房间内空气的冷却、去湿、加热、加湿等处理功能。在房间内不再进行补充冷却,但加热输送到房间内的空气可在空调机房内完成,也可在各房间内完成。空调机房一般设在空调房间外,如地下室、屋顶间或其他辅助房间。全空气集中空调系统可以为一个或多个房间,或者房间某些区域提供空气调节。

按送回风模式又可分为:

1)全新风模式(又称直流式系统):全部采用室外新鲜空气(新风)的系统,新风经处理后送入室内,消除室内的冷、热负荷后,再排到室外。即室内空气没有经过空调机房处理后再送回室内的过程。

2)再循环模式(又称封闭式系统):全部采用再循环空气的系统,即室内空气经处理后,再送回室内消除室内的冷、热负荷,存在多个房间空气相互流动的可能。

3)回风模式(又称混合式系统):采用部分新鲜空气和室内空气(回风)混合的全空气系统,介于上述两种系统之间。新风与回风混合并经处理后,送入室内消除室外的冷、热负荷,同样存在多个房间空气相互流动的可能。

(2)风机盘管系统:由一个或多个风机盘管机组和冷热源供应系统组成。风机盘管机组由风机、盘管和过滤器组成,它作为空调系统的末端装置,分散地装设在各个空调房间内,可独立地对空气进行处理,而空气处理所需的冷热水则由空调机房集中制备,通过供水系统提供给各个风机盘管机组。其工作原理是机组内的风机不断循环所在房间的空气,使之不断通过供冷水或热水的盘管,不断被冷却或加热,以保持房间的温度。其中,空气过滤器的作用是过滤室内循环空气中的灰尘,改善房间的卫生条件,同时可以保护盘管不被灰尘堵塞,确保风量和换热效果。因无回风装置,一般不存在多个房间空气相互流动的情况。

(3)风机盘管加新风系统:即在风机盘管系统的基础上加装了室外新风的采集输送装置,可为空调室内提供新鲜空气。

▶ 124. 医院空调开启使用的基本管理原则是什么?

办公场所和公共场所须加强室内通风,首选自然通风,也可开启清洗干净的电风扇或排气扇。如需要使用集中空调通风系统时,各单位(场所)应了解掌握通风系统的类型、新风来源和供风范围等情况,并经卫生学评价合格。

▶ 125. 医院分体式空调开启使用的注意事项?

(1)每天使用分体空调前,应先打开门窗通风 20~30 分钟后再开启空调;分体空调关机后,及时打开门窗,通风换气。

(2)长时间使用分体空调且人员密集的区域(如教室、大型会议室),空调每运行 2~3 小时须通风换气约 20~30 分钟;如能满足室内温度调节需求,建议空调运行时门窗不要完全闭合。

(3)强化空调系统日常清洁、消毒工作,可选择由专业机构进行作业。

▶ 126. 医院集中式空调开启使用的注意事项?

(1)启用集中空调通风系统前,应当严格落实对相关设备部件进行清洁、消毒或更换等措施。

(2)医院空调运行相关管理部门应会同空调工程技术人员对中央空调的类别、送风和回风情况、新风和排风情况进行全面了解,做好风险评估,并经卫生学评价合格。并确保新风来源清洁,新风应直接取自室外,禁止从机房、楼道和天棚吊顶内取风。

(3)如为有回风的集中式全空气空调系统时,应当关闭回风阀或在回风口加装高效过滤器或消毒装置,宜用全新风模式,或在运行中将新风量和换气次数调至最大,同时加强门窗通风换气。

(4)当空调通风系统为风机盘管加新风系统时,应当满足下列条件:①应当确保新风直接取自室外,禁止从机房、楼道和天棚吊顶内取风;②保证排风系统正常运行;③对于大进深房间,应当采取措施保证内部区域的通风换气和排风系统正常运行;④新风系统宜全天运行。

(5)当空调通风系统为无新风的风机盘管系统(类似于家庭分体式空调)时,应每日多次定时开门或开窗,加强空气流通;对于没有排风、没有新风且无法开窗通风的房间,存在较大的交叉感染风险,特殊时期应避免使用。

(6)医院发热门诊、隔离病房的中央空调系统应确保每个房间均有独立的送风和回风系统,排风量应达到每小时 6~12个循环,排风量达到新风量的 70%~80%。

(7)每天上班前和下班后,新风与排风系统应当提前或继续运行 1 小时,进行全面通风换气,以保证室内空气清新。

(8)下水管道、空气处理装置水封、卫生间地漏以及空调机组凝结水排水管等的 U 形管应当定时检查,缺水时及时补水,避免不同楼层间空气掺混。

(9)当发现新冠肺炎确诊病例、疑似病例或无症状感染者时,应立即停止使用空调通风系统;只有当病例已转运至医院接受隔离治疗,密切接触者全部送隔离观察点进行医学观察,并在疾病预防控制机构的指导下对空调通风系统进行清洗和消毒、对相关场所进行终末消毒后,经卫生学评价合格,才可重新启用空调。

▶ 127. 如何预防新冠病毒感染患者使用后的卫生间气溶胶或粪-口途径传播？

新型冠状病毒感染患者可以出现腹痛、腹泻等消化道感染症状，粪便中可检出病毒，不排除经消化道排泄物气溶胶传播的可能性，建议防范措施如下：

（1）卫生间每日开窗通风。各处地漏口，在非排水时需要用盖子遮挡。每周1次用2 000mg/L含氯消毒液灌入地漏口消毒，30分钟后灌入清水清洗，让地漏弯头处存水，隔绝排污管道气溶胶返臭可能。

（2）用2 000mg/L含氯消毒液对卫生间物表地面、马桶等进行消毒，高频接触物件或部位如门把手、洗手池台面、水龙头开关、洗手盆、坐便器、便池、马桶按钮等，每日至少消毒2次。

（3）倡导良好的家居卫生习惯，使用无害化卫生厕所，不使用便桶等，以减少污染物暴露和清洗时带来的风险。冲水时养成良好习惯，先盖上马桶盖再冲水，并及时使用洗手液在流动水下洗手。

▶ 128. 医院如何做好扶手电梯消毒管理？

（1）搭乘室内扶手电梯时，乘客应随身携带口罩，与其他人的距离小于1米时，需要戴上口罩。乘坐扶梯时尽量不交谈。

（2）电梯两侧扶手每天至少清洁消毒4次，可用有效氯浓度为250~500mg/L的含氯消毒剂擦拭，消毒作用30分钟后，用清水擦净,并做好消毒标识和记录。

(3)扶手电梯阶梯表面日常清洁为主,预防性消毒为辅。采用湿式清洁,常保持阶梯表面干净。每天用 250~500mg/L 的含氯消毒剂进行湿式拖地 2 次,消毒作用 30 分钟后,用清水擦净,并做好消毒标识和记录。

▶ 129. 医院如何做好轿厢电梯消毒管理?

(1)在大堂电梯门口和轿厢内外张贴提示通告,提醒乘客乘坐电梯时戴好口罩并尽量不交谈。

(2)轿厢内乘客不能超过限载人数的 1/2。

(3)轿厢不得使用地毯,加强通风。

(4)在大堂电梯轿厢门口或轿厢内配置非接触式快速手消毒液和 / 或卫生抽纸巾。乘坐电梯人员尽量避免用手直接接触按键,使用电梯按键后用快速手消毒液消毒手部,使用后的纸巾应丢弃在指定带盖垃圾桶内。

(5)电梯按键、轿厢扶手等表面在工作期间至少每 2 个小时清洁消毒 1 次,电梯层站按钮、电梯轿厢内的楼层显示按钮及电梯门开关按钮等可贴膜保护,贴膜每天至少更换一次,可在保护膜上用 75% 乙醇消毒剂或有效氯浓度为 250~500mg/L 的含氯消毒剂喷雾或擦拭消毒,并做好消毒标识和记录。发现贴膜破损时及时更换。

(6)电梯轿厢壁和厢底地面日常清洁为主,预防性消毒为辅。采用湿式清洁,常保持电梯轿厢壁和厢底地面的干净。每天至少清洁消毒 2~3 次,用有效氯浓度为 250~500mg/L 的含氯消毒剂喷洒或擦(拖)拭轿厢壁、厢门和厢底面,作用 30 分钟后,用清水擦净,并做好消毒标识和记录。

(7) 对于已出现确诊病例的建筑物,该栋所有电梯轿厢、病例所在的层站和大堂电梯按钮,应在疾病预防控制中心指导下进行终末消毒。

▶ **130. 患者接触过的物品,如患者付款的钞票、自取的纸质检查报告单、取药时触碰过的药篮等,有感染传播风险吗?**

接触传播是新冠病毒的主要传播途径之一。新冠病毒可以在无生命的物体表面存活数小时至数天不等。因此,触碰感染者接触过的任何物品,未严格执行手卫生,用污染的手触摸眼、鼻、口等部位或者眼镜、手机、钥匙等个人物品,存在病毒直接或者间接接触感染的风险。因此,在新冠肺炎疫情期间发热患者接诊过程中应尽可能减少各种直接接触的操作环节,可采用手机互联网、自助机等免接触方式进行挂号、付费、报告取单等操作;药房主动送药至发热门诊或代为患者取药,以尽可能减少患者排队等候过程中的近距离接触机会。下班前使用 75% 乙醇或中高效消毒湿布擦拭消毒可能被污染的个人物品,严格执行手卫生等。

第九章 医疗废物的管理

▷ 131. 确诊或疑似新冠病毒感染患者医疗废物该如何处置?

（1）患者产生的生活垃圾按感染性医疗废物处置。

（2）用双层黄色医疗废物胶袋封装医疗废物,封口时采用鹅颈结式封口,双层包装袋应分层封扎,确保封口严密。外贴标签注明"新冠肺炎"。在收治新冠肺炎患者及疑似患者的发热门诊和病区（房）中的潜在污染区和污染区产生的医疗废物,在离开污染区前应当对包装袋表面采用1 000mg/L的含氯消毒液喷洒消毒(注意喷洒均匀)或在其外面加套一层医疗废物包装袋;清洁区产生的医疗废物按照常规的医疗废物处置。需由专人、专车收运至指定存放点,不得与一般医疗废物和生活垃圾混放、混装。

（3）病区和转运医疗废物的保洁工人均需按要求做好防护:建议穿戴工作服、一次性工作帽、一次性手套和长袖加厚橡胶手套、工作鞋或胶靴、防水靴套、防水围裙或防水隔离衣、医用外科口罩,必要时戴医用防护口罩或防护面屏等。

▶ **132. 给患者采完血后的采血针放入锐器盒中,锐器盒最好多长时间更换?**

科室正在使用中的锐器盒应该何时封口回收,目前的规范并未有明确的说明,因此争议也比较多。有观点认为应当参照医疗废物暂存处的要求,贮存时间不得超过 48 小时。放置时间过长,会导致大量病原微生物滋生繁殖,从而污染环境,威胁患者、医务人员的健康和医疗安全。另一种观点认为,锐器盒中的内容物达到 3/4 时需要封口处置,并不需要受到时间的限制。从环保和成本等角度考虑,锐器盒盛装没有达到 3/4 即封口既增加了环保负担,也增加了成本支出,临床的依从性较低。并且关于锐器盒在临床科室使用超过 48 小时会导致细菌滋生繁殖污染环境造成潜在风险的说法,目前尚无足够的研究证据支持。

考虑到锐器盒内的针头多含有血液,已被明确认定为具有感染传播危险性的医疗废物,因此建议临床根据实际需求选择合适容量的锐器盒,避免长时间仍不能达到 3/4 封口量而在科室滞留时间较长的情况。

▶ **133. 确诊或疑似新冠病毒感染患者用过的输液瓶怎么处理?**

在传染病区使用,或者用于传染病患者、疑似传染病患者以及采取隔离措施的其他患者的输液瓶(袋),应当按照感染性医疗废物处理。

▶ 134. 新冠肺炎患者检验标本的销毁流程?

　　新冠肺炎确诊或疑似患者的检验标本可用塑料薄膜覆盖后,就地高压蒸汽灭菌(121℃、30分钟),灭活后的医疗废物按一般医疗废物流程处理。

第十章 医务人员健康管理相关事宜

▶ 135. 如何调节心理,适应疫情防控常态化?

(1)调整心态。真正做到接受疫情防控常态化,并真正改变一些行为和生活方式,譬如科学戴口罩、室内多通风、勤洗手等。

(2)要持续关注国家和地方疫情防控举措的新政策,随着疫情发展做出相应调整,避免产生麻痹或者松懈思想。

(3)一旦我们身边出现了散发疫情或者是聚集性感染的情况,不要过度恐慌,过度恐慌对免疫力有影响,而且可能再次带来非理性行为。要有信心目前我们已经积累了疫情防控的经验,能够很好地应对。

▶ 136. 临床一线医护人员如何做好心理调节?

重中之重是一定要有充分的休息和休整时间,也要有适当的时机疏解自己的负面情绪。同时要注意以下原则:

（1）常态化。要意识到在比较长的一段时间内，我们可能要与新冠肺炎病毒共存，要接纳这种现状，允许自己有一些正常的情绪反应。

（2）通过一些方法自我调节，自我处理或隔离疫情造成的心理影响。比如，写日记，封存自己的创伤性记忆，以及一些专业性的操作方法。

（3）对自己这段人生经历赋予新的意义，例如重新审视自己对生命的看法，对如何好好地生活进行思考，规律作息、充分的营养，适当运动，爱自己、爱家人，启动健康生活模式。

（4）要学会寻求帮助，一定要有求助的意识，及时求助于家人、朋友，也可以通过各种官方的心理支持网络平台、热线电话进行求助。

▶ 137. 医务人员有必要行核酸筛查吗?

有必要。因为医院是一个除娱乐场所、市场超市以外的人员高度聚集的场所。一旦医护人员中出现新冠肺炎感染者或无症状感染者，极有可能会造成流行传播，引发严重的后果。特别是无症状感染者没有自觉症状，在诊疗患者过程中将新冠病毒传播给患者和同事，造成局部暴发流行。其次，患者本来就因为疾病而抵抗力相对低下，染上新冠肺炎后容易演变成重症患者。医护筛查可以减轻所有就诊患者对医护人员作为高危人群的恐惧心理。此外，医护人员平时接触各种患者，也有可能被患者传染，行核酸筛查利于早期识别。一旦发现感染立即可以中断继续传播的机会。

138. 如何避免聚会、开会时的病毒传播的风险？

应该尽量减少多人参加的集中会议或交班等频次，缩短会议时间，尽可能采用网络、视频、微信等形式。必须举办的会议要控制参加人数和缩短时间或分批次进行，会议期间尽可能开窗通风，参会人员佩戴口罩，会议室如果是中央空调，尽量使用全新风或风力开到最大，尽量保证空气新鲜。

139. 如何做好职工餐厅的管理，避免病毒传播的风险？

（1）应该建立餐厅工作人员健康管理制度，做好体温和咳嗽等呼吸道症状监测，并对进入餐厅就餐人员进行体温测量。

（2）就餐区应设置在清洁区，与工作区分开。增加餐厅环境的清洁消毒频次，确保食堂内配备手消毒剂。

（3）有条件时使用餐盒、分散用餐。要加强循环使用餐具清洁消毒，不具备消毒条件的要使用一次性餐具。

（4）就餐人员不得穿着工作服到就餐区就餐。适当延长食堂供餐时间，采取分批、分时、错峰方式就餐，同时控制就餐人数。增加饭桌距离（>1 米），隔座位或条件许可每张饭桌限坐 1人就餐，以降低就餐人数密度。用餐时应避免面对面就座，不与他人交谈。营业期间可开门开窗，保证室内空气流通。

140. 如何做好工作人员的健康监测管理？

切实掌握员工流动情况，按照当地要求分区分类进行健康管理,对来自疫情严重地区的人员实行居家或集中隔离医学观察。对处在隔离期间和入住集体宿舍的员工,应每日进行2次体温检测。及时掌握缺勤人员健康状况。

设立可疑症状报告电话,员工出现发热、呼吸道症状时,要及时向本单位如实报告。发现异常情况及时报告并采取相应的防控措施。

▶ 141. 一般外出回家后外套衣服是否需要消毒?

日常的外套回家后直接挂在门口,把外面穿的衣服和家里穿的衣服分开即可,没必要每天回家都对外套消毒。如果感觉到外套可能被污染,比如去过医院、曾探视病人、接触过可疑症状的人,则需要对外套进行消毒或者洗涤处理。

▶ 142. 医务人员下班回家需要注意哪些问题?

(1)使用过的个人防护用品如口罩等不能穿戴回家;回家前清洁消毒眼镜、手机、钥匙等个人物品;上班工作期间尽量不佩戴隐形眼镜以及项链、戒指、耳环等首饰物品。

(2)休息期间居家为主,少外出,少聚会,不扎堆,每日报告健康状况。

(3)适当运动,舒缓紧张情绪,保证充足睡眠,均衡饮食确保足够的蛋白质、维生素、矿物质摄入。

(4)发热门诊、隔离病房等感染风险较高岗位的工作人员下班前应彻底沐浴,更换所有上班期间的穿戴用品。

(5)居家自我健康管理时,应关注有无发热、周身不适、咳嗽等不适症状,如果出现上述症状应尽快前往发热门诊就诊,报告所在科室或部门及医院管理部门。佩戴医用外科口罩,单间自我隔离,尽量不离开房间和相互探访,分食就餐,必要时进行隔离医学观察。

(6)保持良好的卫生习惯,注意手卫生及咳嗽礼仪,每日开窗通风换气,定期进行居家环境的清洁消毒。

143. 乘坐公共交通工具有新冠病毒感染的风险吗?

新型冠状病毒肺炎主要传播方式是飞沫和接触传播,但在相对封闭的公共交通工具中存在经气溶胶即空气传播的可能。因此,应该尽量避免搭乘人员较为密集的公共交通工具,乘坐过程中尽可能全程开窗通风、佩戴好口罩,乘客间相互保持一定距离。接触车内门把手、座位、扶手等高频接触物表后避免用手直接触摸眼、鼻、口等部位,及时进行手卫生。尽量使用无接触式的付费方式。

144. 普通医院工作人员家庭如何进行清洁消毒?

(1)普通家庭成员中如未发现新冠病毒感染者,则无须日常消毒。

(2)外出回家后应及时用洗手液(肥皂)和流动水进行洗手,或用含乙醇成分的手消毒剂进行手卫生。

(3)门把手、各种开关按钮、家具等经常接触的物体表面可用清水或清洁剂进行日常擦拭清洁,可适当增加清洁频率。有客人(身体健康状况不明)来访后,可选择合法有效的消毒剂(如各种含氯消毒剂)或消毒湿巾对访客可能接触过的物表进行擦拭清洁消毒。

（4）每日开窗通风换气,冬天时需注意避免室内外温差太大而引起感冒。

▷ 145. 医院工作人员家有老人、儿童等特殊人群如何做好防护?

（1）各类人群对新型冠状病毒普遍缺乏免疫力,老年人、青壮年以及儿童均可感染发病。老人、儿童等人群免疫功能相对低下,尤其老年人感染新冠病毒后,重症肺炎发生率高、致死率也高。因此,在疫情期间应加强针对老人、儿童等特殊人群的保护性隔离,积极接种季节性流感、肺炎球菌等疫苗,建立针对常见流行性传染病的主动性免疫,注意保持良好卫生习惯,勤洗手,外出戴口罩,注意平衡膳食,合理营养,适度运动,保持居住环境清洁及室内空气流通。

（2）医院工作人员应注意自我健康管理,尤其是下班回家前要做好个人清洁(详见 142. 医务人员下班回家需要注意哪些问题?),以避免将医院感染病原体(病毒、细菌、真菌等)传染给家中老人、儿童。

参考文献

［1］广东省卫生健康委员会.广东省卫生健康委关于进一步做好发热门诊感染防控及医务人员防护工作的通知：粤卫医函〔2020〕2 号 [EB/OL].(2020-01-26)[2020-07-02]. http://wsjkw. gd. gov. cn/gkmlpt/content/2/2879/post_2879288. html#2569.

［2］广东省卫生健康委员会.广东省卫生健康委办公室关于印发新型冠状病毒感染的肺炎医院感染预防与控制指引（试行）的通知：粤卫办医函〔2020〕4 号 [EB/OL].(2020-01-26)[2020-07-02]. http://wsjkw. gd. gov. cn/gkmlpt/content/2/2879/post_2879286. html#2569.

［3］广东省卫生健康委员会.广东省新冠肺炎防控指挥办医疗救治组关于进一步做好疫情期间医疗机构感染预防与控制工作的通知：粤卫医函〔2020〕34 号 [EB/OL].(2020-02-21)[2020-07-02]. http://wsjkw. gd. gov. cn/gkmlpt/content/2/2903/post_2903482. html#2532.

［4］广东省卫生健康委员会.广东省新冠肺炎防控指挥办医疗救治组关于印发广东省医疗机构恢复日常诊疗服务防控新冠肺炎工作指引的通知：粤卫医函〔2020〕42 号 [EB/OL].(2020-02-24)[2020-07-02].http://wsjkw. gd. gov. cn/gkmlpt/content/2/2907/post_2907298. html#2532.

［5］广东省卫生健康委员会.广东省新冠肺炎防控指挥办医疗救治组关于印发医疗机构普通门诊新冠肺炎感染防控等工作指引的通

知：粤卫医函〔2020〕52 号 [EB/OL].(2020-03-09)[2020-07-02]. http://
wsjkw. gd. gov. cn/gkmlpt/content/2/2926/post_2926022. html#2532.

［6］广东省卫生健康委员会 . 广东省新冠肺炎防控指挥办医疗救治组关
于做好疫情期间患者就医指引相关工作的通知：粤卫医函〔2020〕
92 号 [EB/OL].(2020-05-06)[2020-07-02]. http://www. zhdz. gov. cn/
zhglgsbj/gkmlpt/content/2/2556/mpost_2556896. html#665.

［7］广东省卫生健康委员会 . 广东省新冠肺炎防控指挥办疫情防控组
关于印发新冠肺炎疫情常态化防控期间公共电梯（扶梯）与空调
通风系统使用和清洁消毒工作指引的通知：粤卫疾控函〔2020〕
112 号 [EB/OL].(2020-06-04)[2020-07-02]. http://www. zjxs. gov. cn/
gkmlpt/content/1/1111/post_1111855. html#1520.

［8］广东省卫生健康委员会 . 广东省疫情防控指挥部办公室疫情
防控组关于印发孕产妇和新生儿新型冠状病毒感染的肺炎防
控指引和儿童新型冠状病毒感染的肺炎防控指引的通知：粤
卫 妇 幼 函〔2020〕2 号 [EB/OL].(2020-02-06)[2020-07-02]. http://
wsjkw. gd. gov. cn/gkmlpt/content/2/2885/post_2885601. html#2532.

［9］国家卫生健康委办公厅 . 国家卫生健康委办公厅关于印发新型冠
状病毒感染的肺炎病例转运工作方案（试行）的通知：国卫办医函
〔2020〕76 号 [EB/OL].(2020-01-27)[2020-07-02]. http://www. gov. cn/
zhengce/zhengceku/2020-01/29/content_5472894. htm.

［10］国家卫生健康委办公厅 . 国家卫生健康委办公厅关于做好新
型冠状病毒感染的肺炎疫情期间医疗机构医疗废物管理工作
的通知：国卫办医函〔2020〕81 号 [EB/OL].(2020-01-28)[2020-
07-02]. http://www. gov. cn/zhengce/zhengceku/2020-01/28/
content_5472796. htm.

［11］国家卫生健康委办公厅 . 国家卫生健康委办公厅关于加强疫
情期间医用防护用品管理工作的通知：国卫办医函〔2020〕

98 号 [EB/OL].(2020-02-03)[2020-07-02]. http://www. gov. cn/zhengce/zhengceku/2020-02/04/content_5474521. htm.

［12］国家卫生健康委办公厅 . 国家卫生健康委办公厅关于加强重点地区重点医院发热门诊管理及医疗机构内感染防控工作的通知 : 国卫办医函〔2020〕102 号 [EB/OL].(2020-02-03)[2020-07-02]. http://www. gov. cn/zhengce/zhengceku/2020-02/04/content_5474597. htm.

［13］国家卫生健康委办公厅 . 国家卫生健康委办公厅关于印发新型冠状病毒感染的肺炎防控中居家隔离医学观察感染防控指引 (试行) 的通知 : 国卫办医函〔2020〕106 号 [EB/OL].(2020-02-04)[2020-07-02]. http://www. gov. cn/zhengce/zhengceku/2020-02/05/content_5474688. htm.

［14］国家卫生健康委办公厅 . 国家卫生健康委办公厅关于做好新型冠状病毒肺炎出院患者跟踪随访工作的通知 : 国卫办医函〔2020〕142 号 [EB/OL].(2020-02-17)[2020-07-02]. http://www. gov. cn/zhengce/zhengceku/2020-02/20/content_5481166. htm.

［15］国家卫生健康委办公厅 . 国家卫生健康委办公厅关于印发新冠肺炎出院患者健康管理方案 (试行) 的通知 : 国卫办医函〔2020〕225 号 [EB/OL].(2020-03-13)[2020-07-02]. http://www. gov. cn/zhengce/zhengceku/2020-03/15/content_5491535. htm.

［16］国家卫生健康委办公厅 . 国家卫生健康委办公厅关于印发新型冠状病毒肺炎诊疗方案 (试行第八版) 的通知 : 国卫办医函〔2020〕680 号 [EB/OL].(2020-08-18)[2020-08-27]. http://www. gov. cn/zhengce/zhengceku/2020-08/19/content_5535757. htm.

［17］国家卫生健康委办公厅 . 国家卫生健康委办公厅关于印发新型冠状病毒实验室生物安全指南 (第二版) 的通知 : 国卫办科教函〔 2020 〕70 号 [EB/OL].(2020-01-23)[2020-07-02]. http://www. nhc. gov. cn/xcs/zhengcwj/202001/0909555408d842a588286

11dde2e6a26. shtml

［18］ 国务院应对新型冠状病毒感染肺炎疫情联防联控机制.国务院应对新型冠状病毒感染肺炎疫情联防联控机制关于印发企事业单位复工复产疫情防控措施指南的通知:国发明电〔2020〕4 号[EB/OL].(2020-02-22)[2020-07-02]. http://www. gov. cn/zhengce/content/2020-02/22/content_5482025. htm.

［19］ 国务院应对新型冠状病毒感染肺炎疫情联防联控机制.国务院应对新型冠状病毒感染肺炎疫情联防联控机制关于印发新冠病毒无症状感染者管理规范的通知:国办发明电〔2020〕13 号[EB/OL].(2020-04-08)[2020-07-02]. http://www. gov. cn/zhengce/content/2020-04/08/content_5500371. htm.

［20］ 国务院应对新型冠状病毒感染肺炎疫情联防联控机制.国务院应对新型冠状病毒感染肺炎疫情联防联控机制关于做好新冠肺炎疫情常态化防控工作的指导意见:国发明电〔2020〕14 号[EB/OL].(2020-05-08)[2020-07-02]. http://www. gov. cn/zhengce/content/2020-05/08/content_5509896. htm.

［21］ 国务院应对新型冠状病毒感染的肺炎疫情联防联控机制医疗物资保障组.国务院应对新型冠状病毒感染的肺炎疫情联防联控机制医疗物资保障组关于疫情期间防护服使用建议的通知:工信明电〔2020〕10 号[EB/OL].(2020-02-03)[2020-07-02]. http://www. gov. cn/xinwen/2020/02/05/content_5474881. htm.

［22］ 卫生部医政医管局.卫生部关于二级以上综合医院感染性疾病科建设的通知:卫医发〔2004〕292 号[EB/OL].(2004-09-13)[2020-07-02]. http://www. nhc. gov. cn/yzygj/s3577/200804/978c829fa9514b95bcba744df293fdee. shtml

［23］ 国务院应对新型冠状病毒感染肺炎疫情联防联控机制.国务院应对新型冠状病毒感染的肺炎疫情联防联控机制关于印发

不同人群预防新型冠状病毒感染口罩选择与使用技术指引的通知：肺炎机制发〔2020〕20号 [EB/OL].(2020-02-04)[2020-07-02]. http://www. gov. cn/xinwen/2020-02/05/content_5474774. htm.

〔24〕 国务院应对新型冠状病毒感染肺炎疫情联防联控机制.国务院应对新型冠状病毒肺炎疫情联防联控机制关于加强新型冠状病毒肺炎疫情防控期间孕产妇疾病救治与安全助产工作的通知：肺炎机制发〔2020〕25号 [EB/OL].(2020-02-08)[2020-07-02]. http://www. gov. cn/xinwen/2020-02/10/content_5476731. htm.

〔25〕 国务院应对新型冠状病毒感染肺炎疫情联防联控机制.国务院应对新型冠状病毒肺炎疫情联防联控机制关于印发公众科学戴口罩指引的通知：联防联控机制发〔2020〕33号 [EB/OL].(2020-03-17)[2020-07-02]. http://www. gov. cn/xinwen/2020-03/18/content_5492709. htm.

〔26〕 国务院应对新型冠状病毒肺炎疫情联防联控机制综合组.国务院应对新型冠状病毒肺炎疫情联防联控机制综合组关于印发新冠肺炎流行期间办公场所和公共场所空调通风系统运行管理指南的通知：肺炎机制综发〔2020〕50号 [EB/OL].(2020-02-12)[2020-07-02]. http://www. gov. cn/xinwen/2020-02/13/content_5478015. htm.

〔27〕 国务院应对新型冠状病毒肺炎疫情联防联控机制综合组.国务院应对新型冠状病毒肺炎疫情联防联控机制综合组关于落实常态化疫情防控要求进一步加强医疗机构感染防控工作的通知：联防联控机制综发〔2020〕169号 [EB/OL].(2020-04-30)[2020-07-02]. http://www. gov. cn/xinwen/2020-05/01/content_5508135. htm.

〔28〕 中华人民共和国卫生部.医疗机构传染病预检分诊管理办法：中华人民共和国卫生部令第41号 [EB/OL].(2005-02-28)[2020-07-

02]. http://www. gov. cn/gongbao/content/2005/content_108214. htm.

［29］ 国家卫生健康委办公厅.新型冠状病毒感染的肺炎可疑暴露者和密切接触者管理方案(第二版)[EB/OL].(2020-01-23)[2020-07-02]. http://www. gov. cn/xinwen/2020-01/23/content_5471768. htm.

［30］ 国家卫生健康委办公厅.新型冠状病毒感染的肺炎实验室检测技术指南(第四版)[EB/OL].(2020-02-07)[2020-07-02]. http://www. gov. cn/zhengce/zhengceku/2020-02/07/5475813/files/9a774a4defee44daa05894138bd0509a. pdf.

［31］ 国家卫生计生委.关于发布强制性卫生行业标准《医院中央空调系统运行管理》的通告:国卫通〔2016〕16号[EB/OL].(2016-11-02)[2020-07-02]. http://www. nhc. gov. cn/fzs/s7852d/201611/974ba11028e04708ac0c56edea7e87d4. shtml.

［32］ 中华医学会围产医学分会.妊娠期与产褥期新型冠状病毒感染专家建议[EB/OL].(2020-02-05)[2020-07-02]. http://www. cspm. org. cn/comsite/news/show/cn/3098. html.

［33］ 国家食品药品监督管理局.医用防护口罩技术要求:GB 19083—2010 [S].北京:中国标准出版社,2010.

［34］ 卫生部医院感染控制标准专业委员会.医院隔离技术规范:WS/T 311—2009 [S].北京:中国标准出版社,2009.

［35］ 卫生部医院感染控制标准专业委员会.医疗机构消毒技术规范:WS/T 367—2012 [S].北京:中国标准出版社,2012.

［36］ 卫生部职业卫生标准专业委员会.血源性病原体职业接触防护导则:GBZ/T 213—2008 [S].北京:中国标准出版社,2008.

［37］ 卫生部医院感染控制标准专业委员会.医院空气净化管理规范:WS/T 368—2012 [S].北京:中国标准出版社,2012.

［38］ 国家食品药品监督管理总局.一次性使用医用口罩:YY/T 0969—2013 [S].北京:中国标准出版社,2013.

[39] 中国纺织工业联合会.纺织品防水性能的检测和评价(沾水法): GB/T 4745—2012 [S]. 北京:中国标准出版社,2012.

[40] 中华人民共和国卫生部.一次性使用卫生用品卫生标准:GB 15979—2002 [S]. 北京:中国标准出版社,2002.

[41] 国家安全生产监督管理局.呼吸防护用品自吸过滤式防颗粒物呼吸器: GB 2626—2006 [S]. 北京:中国标准出版社,2006.

[42] 中国疾病预防控制中心.新型冠状病毒肺炎流行病学特征分析 [J]. 中华流行病学杂志,2020, 41 (2): 145-151.

[43] 中华医学会消化内镜学分会.在新型冠状病毒感染防控期间对消化内镜诊疗工作的指导意见 [J]. 中华胃肠内镜电子杂志,2020, 7 (1): 11-14.

[44] 中华医学会消化内镜学分会清洗消毒学组.在新型冠状病毒肺炎疫情形势下消化内镜中心清洗消毒建议方案 [J]. 中华胃肠内镜电子杂志,202, 7 (1): 18-20.

[45] 李春辉,黄勋,蔡虹,等.新冠肺炎疫情期间医疗机构不同区域工作岗位个人防护专家共识 [J]. 中国感染控制杂志,2020, 19 (3): 199-213.

[46] 左双燕,陈玉华,曾翠,等.各国口罩应用范围及相关标准介绍 [J]. 中国感染控制杂志,2020, 19 (2): 109-116.

[47] 胡必杰,高晓东,韩玲样.新型冠状病毒肺炎预防与控制100问 [M]. 上海:上海科学技术出版社,2020.

[48] 高晓东,韩玲样,卢珊,等.基层医疗机构感染预防与控制500问 [M]. 上海:上海科学技术出版社,2017.

[49] 钟长镐,叶涛生,邓西龙,等.新型冠状病毒感染者支气管镜诊疗操作流程(试行)[J]. 广东医学,2020, 41 (12): 1189-1193.

[50] 倪晓平,邢玉斌,索继江,等.医疗机构中微生物气溶胶的特性与作用 [J]. 中华医院感染学杂志,2020, 30 (8): 1189-1204.

［51］ 邵蕾 , 魏文斌 . 新型冠状病毒感染防控中眼科医务工作者的防护建议 [J]. 国际眼科纵览 , 2020, 44 (01): 1-4.

［52］ WANG D, HU B, HU C, et al. Clinical Characteristics of 138 Hospitalized Patients With 2019 Novel Coronavirus-Infected Pneumonia in Wuhan, China [J]. JAMA, 2020, 323 (11): 1061-1069.

［53］ XU XW, WU XX, JIANG XG, et al. Clinical findings in a group of patients infected with the 2019 novel coronavirus (SARS-Cov-2) outside of Wuhan, China: retrospective case series [J]. BMJ, 2020, 368: m606.

［54］ CHEN NS, ZHOU M, DONG X, et al. Epidemiological and Clinical Characteristics of 99 Cases of 2019 Novel Coronavirus Pneumonia in Wuhan, China: A Descriptive Study [J]. Lancet, 2020, 395 (10223): 507-513.

［55］ HUANG C, WANG Y, LI X, et al. Clinical features of patients infected with 2019 novel coronavirus in Wuhan, China [J]. Lancet. 2020, 395 (10223): 497-506.

［56］ ZHOU J, LI C, LIU X, et al. Infection of bat and human intestinal organoids by SARS-CoV-2 [J]. Nat Med, 2020, 26 (7): 1077-1083.

［57］ HOFFMANN M, KLEINE-WEBER H, SCHROEDER S, et al. SARS-CoV-2 Cell Entry Depends on ACE2 and TMPRSS2 and Is Blocked by a Clinically Proven Protease Inhibitor [J]. Cell, 2020, 181 (2): 271-280.

［58］ SHANG J, YE G, SHI K, et al. Structural basis of receptor recognition by SARS-CoV-2 [J]. Nature, 2020, 581 (7807): 221-224.

［59］ OU X, LIU Y, LEI X, et al. Characterization of spike glycoprotein of SARS-CoV-2 on virus entry and its immune cross-reactivity with SARS-CoV [J]. Nat Commun, 2020, 11 (1): 1620.

[60] DE WIT E, FELDMANN F, CRONIN J, et al. Prophylactic and Therapeutic Remdesivir (GS-5734) Treatment in the Rhesus Macaque Model of MERS-CoV Infection [J]. PNAS, 2020, 117 (12): 6771-6776.

[61] SIGRIST C J, BRIDGE A, LE MERCIER P. A Potential Role for Integrins in Host Cell Entry by SARS-CoV-2 [J]. Antiviral Res. 2020, 177: 104759.

[62] HE J, TAO H, YAN Y, et al. Molecular Mechanism of Evolution and Human Infection with SARS-CoV-2 [J]. Viruses. 2020, 12 (4): 428.

[63] XU H, ZHONG L, DENG JX, et al. High Expression of ACE2 Receptor of 2019-nCoV on the Epithelial Cells of Oral Mucosa [J]. Int J Oral Sci. 2020, 12 (1): 8.

[64] WU P, DUAN F, LUO C, et al. Characteristics of Ocular Findings of Patients With Coronavirus Disease 2019 (COVID-19) in Hubei Province, China [J]. JAMA Ophthalmol. 2020, 138 (5): 575-578.

[65] LU R, ZHAO X, LI J, et al. Genomic characterisation and epidemiology of 2019 novel coronavirus: implications for virus origins and receptor binding [J]. Lancet. 2020, 395 (10224): 565-574.

[66] TIAN X, LI C, HUANG A, et al. Potent binding of 2019 novel coronavirus spike protein by a SARS coronavirus-specific human monoclonal antibody [J]. Emerg Microbes Infect. 2020, 9 (1): 382-385.

[67] TAI W, HE L, ZHANG X, et al. Characterization of the receptor-binding domain (RBD) of 2019 novel coronavirus: implication for development of RBD protein as a viral attachment inhibitor and

vaccine [J]. Cell Mol Immunol. 2020, 19: 1-8.

[68] XIE C, JIANG L, HUANG G, et al. Comparison of different samples for 2019 novel coronavirus detection by nucleic acid amplification tests [J]. Int J Infect Dis. 2020, 93: 264-267.

[69] YU P, ZHU J, ZHANG Z, et al. A Familial Cluster of Infection Associated With the 2019 Novel Coronavirus Indicating Possible Person-to-Person Transmission During the Incubation Period [J]. J Infect Dis. 2020, 221 (11): 1757-1761.

[70] CHINAZZI M, DAVIS JT, AJELLI M, et al. The effect of travel restrictions on the spread of the 2019 novel coronavirus (COVID-19) outbreak [J]. Science. 2020, 368 (6489): 395-400.

[71] TANG A, TONG ZD, WANG HL, et al. Detection of Novel Coronavirus by RT-PCR in Stool Specimen from Asymptomatic Child, China [J]. Emerg Infect Dis. 2020, 26 (6): 1337-1339.

[72] JIN Y, WANG M, ZUO Z, et al. Diagnostic value and dynamic variance of serum antibody in coronavirus disease 2019 [J]. Int J Infect Dis. 2020, 94: 49-52.

[73] AHMED SF, QUADEER AA, MCKAY MR. Preliminary Identification of Potential Vaccine Targets for the COVID-19 Coronavirus (SARS-CoV-2) Based on SARS-CoV Immunological Studies [J]. Viruses. 2020, 12 (3): 254.

[74] CHENG VCC, WONG SC, CHEN JHK, et al. Escalating infection control response to the rapidly evolving epidemiology of the coronavirus disease 2019 (COVID-19) due to SARS-CoV-2 in Hong Kong [J]. Infect Control Hosp Epidemiol. 2020, 41 (5): 493-498.

［75］ SRINIVASAN S, CUI H, GAO Z, et al. Structural Genomics of SARS-CoV-2 Indicates Evolutionary Conserved Functional Regions of Viral Proteins [J]. Viruses. 2020, 12 (4): 360.

［76］ LI LY, WU W, CHEN S, et al. Digestive system involvement of novel coronavirus infection: Prevention and control infection from a gastroenterology perspective [J]. J Dig Dis. 2020, 21 (4): 199-204.

［77］ NKENGASONG J. China's response to a novel coronavirus stands in stark contrast to the 2002 SARS outbreak response [J]. Nat Med. 2020, 26 (3): 310-311.

［78］ LI C, JI F, WANG L, et al. Asymptomatic and Human-to-Human Transmission of SARS-CoV-2 in a 2-Family Cluster, Xuzhou, China [J]. Emerg Infect Dis. 2020, 26 (7): 1626-1628.

［79］ GUO ZD, WANG ZY, ZHANG SF, et al. Aerosol and Surface Distribution of Severe Acute Respiratory Syndrome Coronavirus 2 in Hospital Wards, Wuhan, China, 2020 [J]. Emerg Infect Dis. 2020, 26 (7): 1583-1591.

［80］ JIANG FC, JIANG XL, WANG ZG, et al. Detection of Severe Acute Respiratory Syndrome Coronavirus 2 RNA on Surfaces in Quarantine Rooms [J]. Emerg Infect Dis. 2020, 26 (9).

［81］ HIRANO T, MURAKAMI M. COVID-19: A New Virus, but a Familiar Receptor and Cytokine Release Syndrome [J]. Immunity. 2020, 52 (5): 731-733.

附录:广东省新冠肺炎疫情防控工作相关重要发文

附录 1. 广东省卫生健康委办公室关于印发新型冠状病毒感染的肺炎医院感染预防与控制指引(试行)的通知:粤卫办医函〔2020〕4 号

附录 2. 广东省新冠肺炎防控指挥办医疗救治组关于印发新型冠状病毒肺炎重症、危重患者医院感染预防与控制指引的通知:粤卫医函〔2020〕29 号

附录 3. 广东省新冠肺炎防控指挥办医疗救治组关于进一步做好疫情期间医疗机构感染预防与控制工作的通知:粤卫医函〔2020〕34 号

附录 4. 广东省新冠肺炎防控指挥办医疗救治组关于印发广东省医疗机构恢复日常诊疗服务防控新冠肺炎工作指引的通知:粤卫医函〔2020〕42 号

附录 5. 广东省卫生健康委办公室关于建立医院感控督导员制度的通知:粤卫办医函〔2020〕20 号

附录 6. 广东省新冠肺炎防控指挥办医疗救治组关于印发医疗机构普通门诊新冠肺炎感染防控等工作指引的通

知:粤卫医函〔2020〕52号

数字资源 1　广东省新冠肺炎疫情防控工作相关重要发文